Zohra Dome • Nahrungsmittelallergie

Circle of Health

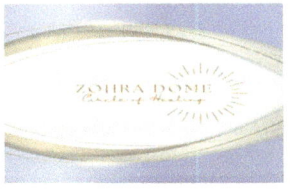

In Liebe und Dankbarkeit

Über mich

Erlaube mir, mich kurz vorzustellen. Mein Name ist Zohra Dome. Mein Weg zu dieser Arbeit begann nicht mit dem Ziel, Heilpraktikerin, mediale Heilerin oder Medizin-Journalistin zu werden, sondern entsprang einer tiefen, persönlichen Suche nach den Kräften, die hinter unserem Leben wirken, und dem Wunsch nach echter Erfüllung. Viele Jahre lang habe ich Menschen auf ihrem Weg durch gesundheitliche Herausforderungen begleitet, und in mir wuchs der Wunsch, noch mehr Menschen zu erreichen, ihnen eine sanfte, aber kraftvolle Unterstützung zu bieten. Auf dieser Reise durfte ich kostbare Erkenntnisse sammeln über die Zusammenhänge zwischen Allergien, Nahrungsmittelunverträglichkeiten und dem oft übersehenen Einfluss unseres emotionalen und energetischen Wohlbefindens. Mit jedem Schritt wurde mir klarer, dass wir alle eine innere Weisheit in uns tragen, eine Kraft, die geduldig darauf wartet, dass wir uns mit ihr verbinden, dass wir auf ihre Botschaften hören und sie in unser Leben integrieren. Diese Erfahrungen haben mich dazu inspiriert, anderen Menschen zu helfen, ihre eigene innere Sprache zu entdecken und dadurch Heilung auf ganzheitlicher Ebene zu erfahren. Ich freue mich, dich auf dieser Reise zu begleiten und dir zu zeigen, wie du die Botschaften deines Körpers verstehen und zu deiner eigenen Kraftquelle zurückfinden kannst. Möge dieses Buch dir ein liebevoller Begleiter sein und dir helfen, dein Wohlbefinden und deine Lebensfreude auf neue Weise zu entdecken.

www.zohra-dome.de   connect.dome@web.de

Dr. h.c. med. ▪ Z o h r a D o m e

Nahrungsmittelallergien:

Dein Körper spricht - Höre zu

Dein Körper sendet dir Botschaften — höre hin. Dieses Büchlein lädt dich ein, die tieferen Ursachen deiner Nahrungsmittelallergien zu erkennen und die Heilung in dir selbst zu finden.

„Die wahre Heilung beginnt, wenn wir auf die Sprache unseres Körpers hören und ihm mit

Liebe und Verständnis

begegnen.“

©/Copyright: 2025

Dr. h.c. med. (AM) Zohra Dome

E-Mail: connect.dome@web.de Umschlag,

Illustration: Dr. Zohra Dome

Verlag:
BoD · Books on Demand GmbH,
In de Tarpen 42,
22848 Norderstedt, bod@bod.de

Druck:
Libri Plureos GmbH,
Friedensallee 273,
22763 Hamburg

ISBN: 978-3-7693-2450-1

Widmung

Für alle, die mit Nahrungsmittelallergien und Bauchproblemen ringen: ein Körper sendet dir Signale, leise, hartnäckig, manchmal unangenehm. Doch sie sind keine Strafe, sondern Einladungen, genauer hinzuschauen. Wer nicht hinhört, bleibt im Dunkeln. Wer nicht hinschaut, verliert die Chance, die wahren Ursachen zu erkennen und Heilung zu finden. Leben in eine gesündere und freiere Richtung zu lenken. Dieses Buch soll dich daran erinnern, dass die Verantwortung für dein Wohlbefinden in deinen Händen liegt. Hab den Mut, deinen Körper zu verstehen, und du wirst entdecken, dass du selbst die Kraft hast, dein Leben in eine gesündere und freiere Richtung zu lenken.

Mit tiefem Vertrauen in deine Stärke,

Deine ZOHRA DOME

Dein Körper spricht – hörst du zu?

Inhaltsverzeichnis

Die Sprache deines Körpers entschlüsseln und seine Botschaften

erkennen

Wie dein Körper durch Reaktionen Hinweise gibt, die es zu

deuten gilt

I

Lerne, wie du Unwohlsein, Müdigkeit oder Hautreaktionen

bewusst wahrnehmen kannst

Warum Unverträglichkeiten oft auch ein Signal für dein

inneres Gleichgewicht sind

Von Hautausschlägen bis Stimmungsschwankungen: die

emotionale Seite der Allergien

Welche Tests sinnvoll sind und wie du ihre Ergebnisse

richtig interpretierst

Entwickle ein Gefühl für die Nahrungsmittel, die deinen Körper

unterstützen oder schwächen

Strategien, um auf die Bedürfnisse deines Körpers einzugehen

und dein Wohlbefinden zu fördern

Warum achtsames Essen hilft, Reaktionen zu erkennen und

Balance zu finden

Vorwort und Einführung

An Dich, weil Deine Gesundheit zählt!

Willkommen auf einer Reise zu Deinem inneren Selbst, zu einem Ort, an dem wahre Heilung beginnt, in Dir selbst. In jedem von uns lebt eine tiefe Weisheit, die unser Wohlbefinden, unsere Freude und unser Leben mit Leichtigkeit und Kraft erfüllen möchte. Die Botschaften unseres Körpers sind Ausdruck dieser inneren Weisheit, und sie erscheinen uns oft als sanfte oder auch starke Signale. Diese Zeichen verdienen unsere Aufmerksamkeit und liebevolle Achtsamkeit. Dieses Büchlein ist Dein Begleiter, um die Sprache Deines Körpers zu verstehen und Deine natürliche Balance wiederzufinden. Jede Allergie, jede Intoleranz, jedes

Unwohlsein, das Du erlebst, ist nicht zufällig, nein es ist ein Ausdruck, ein Weg, wie Dein Körper Dir zeigt, was Du brauchst, um in Harmonie und Kraft zu leben. Gemeinsam werden wir erforschen, wie Du Deine Bedürfnisse erkennst und darauf reagierst, wie Du auf sanfte Weise in ein harmonisches Gleichgewicht zurückfinden kannst. Dieses Wissen hilft Dir nicht nur, Beschwerden zu lindern, sondern öffnet Dir auch den Weg zu einem neuen Verständnis für Dich selbst und die heilende Kraft, die in Dir lebt.

Kapitel 1

Wenn der Körper spricht – Eine neue Sprache verstehen

Stell dir vor, dein Körper ist ein grandioser Freund, der versucht, mit dir zu sprechen. Doch anstatt Worte zu verwenden, kommuniziert er durch Empfindungen, durch kleine und große Signale, manchmal subtil, manchmal so deutlich, dass wir sie nicht übersehen können. Jede Spannung, jedes Unwohlsein, jedes Energietief sind eine Nachricht, die entschlüsselt werden möchte. Der Körper spricht zu uns in einer Sprache, die voller Weisheit und Fürsorge ist, und wenn wir lernen, diese Sprache zu verstehen, können wir ihn unterstützen, uns in Balance zu halten. Viele von uns kennen das Gefühl von Müdigkeit, Kopfschmerzen oder Verdauungsproblemen, die wie aus dem Nichts auftauchen und unseren Alltag beeinflussen. Oft nehmen wir solche Symptome als lästige Störungen wahr, als Hürden, die uns ausbremsen. Doch was wäre, wenn wir diese Signale als Hinweise sehen könnten, ja sogar als Wegweiser, die uns zu einem tieferen Verständnis für uns selbst führen? Unser Körper ist nicht unser Gegner. Er zeigt uns, wo wir in unserem Leben eine Anpassung vornehmen könnten, um wieder in Einklang zu kommen. Unser Körper lernt die Sprache des Körpers zu verstehen und ist in ständiger Kommunikation mit uns. Er reagiert auf die Nahrung, die wir ihm geben, auf die Emotionen, die wir erleben, und auf die Umstände, in denen wir uns befinden. In jeder Zelle steckt Information, die darauf wartet, von uns gehört und verstanden zu werden. Wenn wir lernen, wie unser Körper auf verschiedene Einflüsse reagiert, können wir tiefergehende Einblicke in unsere Bedürfnisse und unser Wohlbefinden gewinnen.

Manchmal äußern sich seine Botschaften als leichte Anspannung im Magen, als Unruhe oder als plötzliche Müdigkeit. Vielleicht merkst du, dass bestimmte Nahrungsmittel dir nicht guttun oder dass du nach einer stressigen Woche eher zu Kopfschmerzen neigst. Diese Muster sind keine Zufälle, sie sind Ausdruck einer Sprache, die wir entschlüsseln dürfen. Dein Körper fordert dich nicht heraus, um dir zu schaden. Vielmehr lädt er dich dazu ein, dich selbst besser kennenzulernen.

Symptome als Wegweiser sind oft die Art und Weise, wie unser Körper uns auf eine Störung aufmerksam macht. Nimm insbesondere Verdauungsbeschwerden, die plötzlich auftreten, nachdem du eine bestimmte Mahlzeit gegessen hast. Anstatt diese Beschwerden einfach zu ignorieren oder zu betäuben, könnten wir uns fragen: "Was möchte mir mein Körper hiermit sagen?" Vielleicht zeigt er dir, dass er auf bestimmte Inhaltsstoffe empfindlich reagiert oder er mehr Ruhe und Achtsamkeit beim Essen braucht. Körperliche Symptome sind jedoch nicht immer nur das Resultat dessen, was wir essen oder trinken. Emotionen spielen eine zentrale Rolle in der Sprache unseres Körpers. Lange unterdrückte Wut oder Angst kann sich in Verspannungen äußern, während ein Gefühl von Erschöpfung manchmal darauf hinweist, dass wir in unserem Leben oder in unseren Beziehungen auf eine Grenze gestoßen sind. Unser Körper dient uns hier als Kompass, der uns zeigt, wo unsere Aufmerksamkeit hinfließen sollte.

Ein neuer Umgang mit den Botschaften: Die erste Herausforderung besteht darin, eine Haltung der Neugierde und Achtsamkeit gegenüber diesen Botschaften einzunehmen. Anstatt Symptome als störend zu empfinden, können wir sie als Einladung sehen, tiefer hinzuhören und zu fühlen. Frag dich: "Was könnte mein Körper mir gerade sagen? Gibt es ein Bedürfnis, das ich übersehen habe?" Lernen wir, unseren Körper mit Sanftheit und Mitgefühl zu betrachten, verändert sich auch unsere Wahrnehmung.

Wir beginnen zu verstehen, dass er uns nicht einfach Leiden bereitet, sondern dass er ein treuer Begleiter ist, der uns zu mehr Klarheit und Balance führen möchte. Es ist ein liebevolles Gespräch, in dem wir Schritt für Schritt die Sprache lernen, die unser Körper schon immer gesprochen hat.

Achtsamkeit als Schlüssel zur Verständigung: Ein achtsamer Umgang mit uns selbst und unseren Empfindungen ist der Schlüssel, um diese neue Sprache zu erlernen. Mit jedem bewussten Moment, in dem wir innehalten und auf unseren Körper hören, stärken wir die Verbindung zu ihm. Vielleicht spürst du mit der Zeit, wie bestimmte Nahrungsmittel dir Energie geben oder wie Entspannung dir hilft, loszulassen und neue Kraft zu tanken. Diese neue Art des Zuhörens eröffnet eine tiefe, intuitive Verbindung zu deinem inneren Selbst. Sie lehrt dich, dass dein Körper immer für dich arbeitet und niemals gegen dich. Es ist ein Weg, auf dem du lernst, dir selbst auf eine neue, heilende Weise zu begegnen.

Mein Resümee: Die Sprache des Körpers zu verstehen, ist ein sanfter Prozess, der uns hilft, bewusster und liebevoller mit uns umzugehen. Es ist eine Reise zu mehr Selbstvertrauen und zu einer tiefen, intuitiven Verbindung mit uns selbst. Dein Körper spricht, er möchte dich unterstützen, leiten und dich zu deiner inneren Kraft führen. Stell dir vor, du hast immer wieder Verdauungsbeschwerden nach bestimmten

Mahlzeiten. Anstatt dieses Symptom einfach zu übergehen, beginnst du, achtsamer hinzusehen:

Was hast du gegessen? Wie hast du dich gefühlt?

Vielleicht erkennst du, dass bestimmte Nahrungsmittel oder stressige Gedanken dir nicht guttun. In diesem Moment zeigt dir dein Körper genau, wie du dich selbst unterstützen kannst, indem du deine Bedürfnisse respektierst und achtsame Entscheidungen triffst. Auf diesem Weg entdeckst du nicht nur neue Aspekte deines Wohlbefindens, sondern auch die tiefe Weisheit, die bereits in dir ruht.

Kapitel 2

Allergien und Intoleranzen – Die versteckten Botschaften deiner Nahrung

Die versteckten Botschaften deiner Nahrung: Hast du jemals darüber nachgedacht, dass jede Allergie oder Nahrungsmittelunverträglichkeit mehr ist als nur eine körperliche Reaktion? Sie ist eine Einladung deines Körpers, seine Botschaften zu entschlüsseln. Dein Körper spricht ständig mit dir, und jedes Symptom ist ein Zeichen, dass er etwas Wichtiges mitteilen möchte. Anstatt diese Reaktionen als bloße Störungen zu betrachten, kannst du sie als wertvolle Hinweise auf deine innere Balance und dein Wohlbefinden verstehen. Allergien und Intoleranzen sind keine Zufälle. Sie sind oft ein Spiegelbild der Art und Weise, wie du mit dir selbst und deinem Leben umgehst. Dein Körper reagiert auf bestimmte Nahrungsmittel, um dich auf tiefere, oft unbewusste Bedürfnisse aufmerksam zu machen. Diese Reaktionen sind nicht nur körperlich, sondern auch emotional und somit ein Hinweis darauf, dass es Zeit ist, genauer hinzusehen und dich selbst mit mehr Bewusstheit zu betrachten.

Ein Zeichen für Veränderung: Nehmen wir das Beispiel von Anna, einer Frau, die regelmäßig unter Magenbeschwerden litt, besonders nach dem Verzehr von Weizenprodukten. Sie hatte jahrelang die Symptome ignoriert, sie als normalen Teil ihres Alltags abgetan. Doch als die Beschwerden immer häufiger wurden, begann sie zu hinterfragen, was dahintersteckt. Schließlich erkannte sie, dass es nicht nur der Weizen war, der ihre Probleme bereitete, sondern auch ihre Lebensweise und ihre unbewussten Ängste. Anna hatte sich oft gestresst und unzufrieden gefühlt, ohne es wirklich zu merken. Sie war ständig unterwegs, jonglierte mit Arbeit, Beziehungen und persönlichen Herausforderungen. Ihr Körper begann, sich gegen Weizen zu wehren, als Symbol dafür, dass sie mehr Ruhe und Aufmerksamkeit brauchte. Der Weizen war nur der Auslöser für das, was tief in ihr verborgen lag, genauer gesagt, die Bedürfnisse nach mehr innerer Ruhe und Selbstfürsorge. Indem sie begonnen hatte, auf die Signale ihres Körpers zu hören, konnte Anna eine Veränderung vornehmen. Sie erkannte, dass sie nicht nur ihre Ernährung umstellen musste, sondern auch ihre Einstellung zu sich selbst und ihrem Leben. Sie begann, sich selbst mehr Raum zu geben und ihre emotionalen Bedürfnisse zu erkennen, anstatt sie zu ignorieren. Die Magenbeschwerden hörten auf, als sie die Verbindung zwischen ihrem inneren Zustand und den äußeren Symptomen verstand. Die Botschaft hinter den Reaktionen, was Anna erlebte, ist nicht ungewöhnlich. Oft haben unsere Allergien und Intoleranzen mehr mit unserer inneren

Welt zu tun als mit der Nahrung selbst. Dein Körper ist unglaublich weise. Er sendet dir Hinweise, wann immer er spürt, dass etwas aus dem Gleichgewicht geraten ist, sei es körperlich, emotional oder energetisch. Allergien und Unverträglichkeiten können ein Spiegelbild deiner emotionalen Gesundheit und deines Lebensstils sein. Sie fordern dich auf, zu hinterfragen, was du dir selbst zumutest und was du wirklich brauchst. Die Nahrungsmittel, auf die du reagierst, können als Symbole dienen. Wenn du beginnst, die tiefere Bedeutung hinter diesen Reaktionen zu erfassen, wirst du erkennen, dass sie dir helfen können, die wahren Ursachen deines Unwohlseins zu verstehen. Dein Körper spricht zu dir, und er tut dies mit einer Weisheit, die darauf wartet, entdeckt zu werden. Bewusstheit statt bloßer Reaktion, wenn du beginnst, deine Reaktionen auf Nahrungsmittel mit mehr Bewusstheit zu betrachten, wirst du feststellen, dass du nicht nur die Symptome, sondern auch die zugrunde liegenden Ursachen beginnst zu erkennen. Es geht nicht nur darum, welche Nahrungsmittel du isst, sondern auch darum, wie du mit deinem Körper und deinem Leben umgehst. Indem du aufmerksam und reflektiert wirst, kannst du die Verbindungen zwischen deinem emotionalen Zustand und den körperlichen Reaktionen verstehen. Es geht darum, sich selbst mit liebevoller Bewusstheit zu begegnen und zu wissen, dass jede Reaktion des Körpers dir etwas Wichtiges über dich selbst zeigt. Wenn du beginnst, die Signale ernst zu nehmen und mit einem offenen Herzen zu erfassen, was dir dein Körper sagen möchte, wirst du lernen, dich selbst auf einer viel tieferen Ebene zu verstehen.

Der Weg zu einem gesünderen Selbst: Die Reise, deine Allergien und Intoleranzen zu verstehen, ist eine Reise zu dir selbst. Sie lädt dich ein, mehr auf deine Bedürfnisse zu achten und deine Gewohnheiten zu hinterfragen. Dein Körper zeigt dir nicht nur, was dir schadet, sondern auch, was dir guttun kann. Du kannst lernen, die Nahrungsmittel zu wählen, die dich stärken und dir Energie geben, und die Dinge loszulassen, die dich belasten. In dem Moment, in dem du beginnst, deinen Körper mit mehr Bewusstheit und Respekt zu behandeln, wirst du feststellen, dass deine Allergien und Intoleranzen weniger „Macht" über dich haben. Du wirst mehr in Einklang mit dir selbst kommen, und deine Ernährung wird zu einem kraftvollen Werkzeug auf dem Weg zu einem gesünderen, glücklicheren Leben. Vertraue darauf, dass jeder Schritt, den du machst, dich näher zu deinem inneren Gleichgewicht bringt. Dein Körper besitzt eine unglaubliche Selbstregulation. Wenn du auf seine Botschaften hörst, wirst du ein Leben in Harmonie und

Selbstfürsorge führen, dass deinen Körper, Geist und deine Seele

gleichermaßen nähren.

Bist du bereit, die Verantwortung für dein Wohlbefinden zu übernehmen und deinem Körper zuzuhören, auch wenn die Antworten Veränderung bedeuten?

Kapitel 3

Die Kunst des Fühlens – Symptome mit Sinn verstehen

Stell dir vor, du wachst morgens auf und spürst dieses leichte, aber hartnäckige Unwohlsein in deinem Bauch. Du gehst in den Tag, versuchst, dich mit einer Tasse Kaffee zu beleben, doch die Symptome bleiben. Ein aufgeblähter Bauch, Müdigkeit, viel-leicht ein leichtes Ziehen in den Gelenken. Hast du schon einmal darüber nachgedacht, dass jedes dieser Symptome eine tiefere Bedeutung hat? Dass dein Körper zu dir spricht und du aufhören kannst, diese Hinweise einfach als Unannehmlichkeiten abzutun? Es ist an der Zeit, die Sprache deines Körpers zu lernen und die Symptome nicht nur als Störungen, sondern als wertvolle Botschaften zu verstehen. Jeder Schmerz, jedes Unwohlsein, jede körperliche Reaktion, all dies sind Hinweise darauf, was du in deinem Leben möglicherweise übersehen hast. Dein Körper reagiert nicht zufällig. Er reagiert aus einem tiefen Bedürfnis heraus, dich darauf aufmerksam zu machen, dass etwas in deinem Leben, sei es körperlich, emotional oder energetisch aus dem Gleichgewicht geraten ist.

Ein anderes Beispiel: Lilly als eine leidenschaftliche berufstätige Mutter, die alles gibt, um ihre Karriere und Familie zu managen. Doch immer wieder litt sie an unklaren Bauchbeschwerden. Häufig hatte sie das Gefühl, dass ihr Magen sich in einen unaufhörlichen Knoten verwandelte. Manchmal überkam sie auch ein drückender Kopfschmerz, die ihren Tag überschatteten. Anfangs dachte Lilly, es sei der Stress, der ihr zu schaffen machte, die übermäßige Arbeit und die Verantwortung, die sie trug. Doch je mehr sie versuchte, sich von den Symptomen zu befreien, desto stärker wurden diese. Die Bauchkrämpfe wurden intensiver, die Müdigkeit überwältigender. Schließlich suchte sie einen Arzt auf, der eine Nahrungsmittelunverträglichkeit diagnostizierte und ja, sie war gegen bestimmte Weizenprodukte empfindlich. Doch trotz der Beseitigung dieser Nahrungsmittel blieb das Gefühl der Überforderung. Erst als Anna begann, intensiver auf ihre Lebensweise und ihre emotionalen Bedürfnisse zu hören, erkannte sie, dass die Beschwerden mehr waren als nur eine körperliche Reaktion auf bestimmte Nahrungsmittel. Ihr Körper zeigte ihr, dass sie sich selbst überlastete, weil sie in allen Bereichen alles gab, aber kümmerte sich kaum um ihre eigenen Bedürfnisse. Ihr Magen war der Ausdruck dieser inneren Belastung. Lilly trug symbolisch gesehen einfach zu viel auf ihren Schultern und hatte nicht genug Zeit, für sich selbst zu sorgen.

Wie der Körper auf emotionale Belastungen reagiert: Symptome wie Bauchschmerzen, Müdigkeit oder Hautprobleme sind oft ein Hinweis auf emotionale Belastungen, die der Körper nicht mehr im Verborgenen halten kann. Unser Körper reagiert auf unbewusste Spannungen, die durch ungelöste innere Konflikte oder ungesunde Lebensgewohnheiten entstehen. Er gibt uns immer wieder kleine Hinweise, dass wir einen Schritt zurücktreten müssen, um unsere Lebensweise zu überdenken und uns selbst Raum zu geben, um zu heilen.

Beispiel Bauchschmerzen: Dein Magen ist ein besonders sensibler Ort, an dem viele emotionale Themen gespeichert sind. Unausgesprochene Sorgen, Ängste oder der Druck, den du dir selbst auferlegst, manifestieren sich häufig als Magenbeschwerden. Wenn du ständig mit den „Erwartungen" anderer oder deiner eigenen inneren Anforderungen zu kämpfen hast, kann sich das als ein Gefühl der Schwere und der Belastung im Bauchraum äußern. Dein Magen ist nicht nur für die Verdauung von Nahrung verantwortlich, sondern auch für die Verarbeitung von Gefühlen und Erfahrungen.

Beispiel Müdigkeit: Oft glauben wir, dass Müdigkeit einfach ein Zeichen von zu viel Arbeit ist. Aber Müdigkeit kann auch eine Reaktion auf eine fehlende emotionale Nahrung sein. Wenn du dich ständig verausgabst, ohne dir selbst Erholung oder Zeit für deine eigenen Wünsche zu gönnen, wird dein Körper das als „leeren Tank" wahrnehmen. Müdigkeit kann darauf hinweisen, dass deine innere Energiequelle erschöpft ist und du mehr Achtsamkeit auf deine emotionalen und körperlichen Bedürfnisse legen musst. Hautprobleme wie Ausschläge oder unreine Haut spiegeln oft innere Unruhe wider. Die Haut reagiert auf innere Belastungen; bleibst du zu lange in stressigen Situationen, kann sich dies auf der Haut zeigen. Der Körper sendet ein klares Signal, dich von „inneren Giften" und negativen Einflüssen zu befreien und loszulassen, was emotional belastet.

Wie du die Bedeutung deiner Symptome entschlüsseln kannst?

Die Kunst des Fühlens beginnt mit der Bereitschaft, hinzuschauen, anstatt die Symptome einfach zu unterdrücken oder zu ignorieren.

Du darfst bereit sein, die tieferliegende Ursache deiner Beschwerden zu hinterfragen. Warum reagiert dein Körper auf diese Weise? Welche Emotionen oder Gedanken könnten hinter diesem körperlichen Zustand stecken?

Werde dir deiner Gefühle bewusst: Der erste Schritt ist, innezuhalten und auf deine Gefühle zu achten. Was beschäftigt dich? Welche Gedanken und Emotionen tauchen immer wieder auf? Indem du deine

Gedanken und Gefühle erkennst, kannst du auch die Symptome deines Körpers besser verstehen.

Verändere deine Perspektive: Statt Symptome als unangenehm oder störend abzutun, beginne, sie als Botschaften zu sehen. Dein Körper möchte dir etwas sagen. Vielleicht ist es an der Zeit, deine Lebensgewohnheiten zu ändern, mehr Ruhe zu finden oder dich von belastenden Situationen zu befreien.

Höre auf deinen Körper: Wenn du eine körperliche Reaktion verspürst, frage dich: Was kann ich tun, um diesen Zustand zu lindern?
 Liegt es an einer bestimmten Nahrung? Brauche ich mehr Bewegung oder weniger Stress? Dein Körper wird dir die Antwort zeigen, wenn du bereit bist, zuzuhören. Ab dem Moment, wo du auf die Signale deines Körpers, mit Mitgefühl und Bewusstsein reagierst, wirst du feststellen, dass die Beschwerden immer weniger werden. Deine Beschwerden sind keine Feinde, sie sind Lehrer. Sie zeigen dir, wo du in deinem Leben mehr Liebe, Fürsorge und Balance zulassen darfst. Der Körper ist ein treuer Begleiter auf deiner Reise, er hilft dir, dich selbst besser zu verstehen und mit mehr Freude und Leichtigkeit zu leben. Indem du die Kunst des Fühlens übst, wirst du nicht nur Symptome lindern, sondern

auch die tiefe Weisheit erkennen, die dein Körper dir immer wieder zusendet. Dein Körper spricht zu dir und er hat so viel zu sagen, wenn du bereit bist, zuzuhören.

„Heilung beginnt dort, wo Bewusstsein wächst, in jedem Symptom steckt eine Botschaft, die dich zurück zu deinem inneren Gleichgewicht führen will."

Der Weg zur Heilung durch Bewusstsein, indem du deine Symptome auf dieser tieferen Ebene betrachtest, wirst du feststellen, dass sie nicht länger nur Beschwerden sind, die du loswerden solltest. Sie werden zu wertvollen Hinweisen auf den Weg zu deinem inneren Gleichgewicht. Du beginnst, dein Leben aus einer neuen Perspektive zu betrachten und nicht als einen Ort voller Probleme, sondern als einen Raum voller Möglichkeiten zur Heilung.

Kapitel 4

Der Bauch als Barometer – Deine Verdauung als Spiegelbild deiner Gesundheit

Hast du jemals bemerkt, wie stark dein Bauch auf deine Emotionen reagiert? Wie der Zustand deines Bauches dir oft viel über deine innere Balance verrät? Dein Bauch ist nicht nur für die Verdauung von Nahrung verantwortlich, nein, er ist auch ein sensibles Barometer, das tief mit deinem physischen, emotionalen und energetischen Zustand verbunden ist. Er kann dir zeigen, wie es dir wirklich geht, auch wenn du versuchst, dich selbst zu täuschen oder wichtige Signale zu ignorieren. Wenn der Bauch nicht im Einklang mit dem Rest deines Körpers ist, entstehen Symptome, die oft viel mehr sind als nur Unannehmlichkeiten. Bauchschmerzen, Blähungen, Veränderungen im Stuhlverhalten, denn sie alle sprechen eine klare Sprache. Doch was genau sagen sie dir? Wie kannst du lernen, die Botschaften deines Bauches zu entschlüsseln?

Ein weiteres Beispiel aus dem Alltag: Paula, eine Frau, die oft mit Blähungen und häufigem Stuhlgang zu kämpfen hatte. Zuerst dachte sie, dass es einfach an ihrer Ernährung lag. Sie hatte sich in den letzten Monaten ein wenig gehen lassen, aß zu schnell und griff oft zu

Fertiggerichten. Doch trotz der Veränderungen in ihrer Ernährung blieben die Beschwerden bestehen. Paula war frustriert, weil sie das Gefühl hatte, dass sie alles richtig machte und dennoch keine Verbesserung spürte. Erst als sie begann, auf die emotionalen Aspekte ihres Lebens zu achten, erkannte sie, dass ihre Verdauungsprobleme viel tiefer gingen. Paula fühlte sich in ihrer Beziehung zunehmend überfordert, und die Arbeit war ebenfalls eine große Belastung. Ihr Körper begann, diese Spannungen zu manifestieren. Ihre Verdauung, ein empfindlicher Bereich ihres Körpers, reagierte auf die unbewussten Stressfaktoren. Blähungen, die sie früher als harmlose Nebenerscheinung abtat, wurden plötzlich zu einem Warnsignal. Der Zustand ihres Bauches spiegelte wider, dass sie in ihrem Leben nicht genug Raum für sich selbst und ihre Bedürfnisse schuf. Als Paula diese Verbindung zwischen ihrer emotionalen Belastung und den körperlichen Symptomen erkannte, begann sie, bewusster mit sich selbst und ihrer Gesundheit umzugehen. Die Blähungen und die Unregelmäßigkeiten im Stuhlgang reduzierten sich, als sie den emotionalen Ballast abwarf und ihre innere Balance wiederfand.

Die Verdauung als Spiegel deiner Gesundheit: der Zustand deiner Verdauung gibt dir einen klaren Einblick in die Gesundheit deines gesamten Körpers. Eine gut funktionierende Verdauung ist oft ein Zeichen für ein

gutes inneres Gleichgewicht, während Beschwerden auf Unregelmäßigkeiten hinweisen, die du nicht übersehen solltest. Dein Bauch kann
auf viele Arten "sprechen", sogar mit Symptomen, die manchmal subtil
und manchmal sehr deutlich sind.

Stuhlverhalten: Dein Stuhlverhalten ist eines der wichtigsten Hinweise
auf deine Gesundheit. Veränderungen in der Häufigkeit, Konsistenz
oder Farbe deines Stuhls können viele verschiedene Ursachen haben.
Ein seltener Stuhlgang oder Verstopfung kann auf eine zu geringe Flüs-
sigkeitsaufnahme, aber auch auf emotionalen Stress hinweisen. Vielleicht hast du das Gefühl, dass du unter Druck stehst und nicht "loslas-
sen" kannst, genau wie deine Verdauung. Andererseits können häufige
Durchfälle ein Zeichen für eine übermäßige Reaktion deines Körpers auf
bestimmte Nahrungsmittel oder Stressfaktoren sein. In beiden Fällen
fordert dich dein Bauch auf, genauer hinzusehen und Veränderungen
vorzunehmen.

Blähungen: Blähungen sind eine weitere häufige Erscheinung, die sehr
viel über deinen Zustand verraten kann. Manchmal entsteht das Gefühl
von Völlegefühl, weil der Körper nicht mit der Nahrung umgehen kann,
die du ihm gibst. Es kann an bestimmten Nahrungsmitteln liegen, die

schwer verdaulich sind oder die du nicht gut verträgst. Doch Blähungen können auch ein Hinweis auf emotionalen Stress sein. Wenn du mit deinen Gefühlen und Gedanken im Unreinen bist, kann sich das in deinem Bauch als Spannungen oder Emotionalität manifestieren. Dein Bauch spiegelt deine innere Unruhe wider, die du oft nicht auf den ersten Blick erkennst.

Pilzbelastungen und ihre Erkennbarkeit: Ein weiteres Beispiel sind chronische Verdauungsbeschwerden, die durch Pilzbelastungen wie Candida albicans hervorgerufen werden. Du hast vielleicht wiederkehrende Symptome wie Blähungen, Müdigkeit und häufige Verdauungsprobleme, aber der Ursprung scheint nicht klar zu sein.

Pilzinfektionen im Darm können sich auf verschiedene Weise zeigen: mit einer Überwucherung von Hefepilzen im Verdauungtrakt, die deine Verdauung stören. Oft sind diese Belastungen nicht sofort sichtbar, aber dein Körper gibt dir subtilere Signale, wie z.B. Hautausschläge, Heißhunger auf Zucker, brennen und Jucken am Po-Ausgang oder auch eine erhöhte Anfälligkeit für Infektionen. Diese Art von Belastung ist häufig mit einem geschwächten Immunsystem verbunden und kann sich in deinem Bauchgefühl als chronische Beschwerden manifestieren.

Der Weg zur Heilung beginnt im Bauch. Was kannst du also tun, wenn dein Bauch dir diese Signale sendet? Der erste Schritt ist, aufmerksam zu werden. Dein Bauch spricht mit dir und zeigt dir, wo in deinem Leben möglicherweise etwas nicht im Einklang ist. Wenn du lernst, diese Botschaften zu entschlüsseln, kannst du gezielt Maßnahmen ergreifen, um deine Verdauung zu heilen und dein inneres Gleichgewicht wiederherzustellen.

Achtsam essen: Eine der besten Methoden, um deinem Bauch etwas Gutes zu tun, ist, achtsam zu essen. Nimm dir Zeit, um in Ruhe zu essen, ohne Ablenkungen. Kauen ist ein entscheidender Teil der Verdauung, und wenn du dein Essen gut kaust, wird dein Magen entlastet, und die Verdauung kann effizienter ablaufen.

Stress abbauen: Dein Bauch reagiert empfindlich auf Stress. Wenn du dich gestresst fühlst, wird sich das in deinem Verdauungssystem bemerkbar machen. Entspannungsübungen wie Meditation, Atemübungen oder Spaziergänge können dir helfen, den inneren Stress abzubauen und deinen Bauch zu beruhigen.

Lebensmittel anpassen: Wenn bestimmte Lebensmittel Beschwerden verursachen, kann ein Ernährungstagebuch helfen, verträgliche und unverträgliche Nahrungsmittel zu identifizieren.

Trinke während des Essens keine Getränke wie, Coca-Cola; Limo, usw. Selbst Wasser sollte eine halbe Stunde vorher oder anderthalb Stunden nachher eingenommen werden, um die Magensäure nicht zu verdünnen. Die Magensäure hat die Aufgabe, Nahrung zu desinfizieren, Nahrung im Magen vorzuverdauen und darüber hinaus ist ohne Magensäure keine Eiweißaufspaltung möglich. Oft ist hier bereits die Ursache für Blähungen und Völlegefühl anzutreffen. Dies ist ein wichtiger Faktor!

Selbstfürsorge und Balance: Dein Bauch reagiert auch auf das emotionale Klima in deinem Leben. Wenn du dich dauerhaft überforderst oder nicht gehört fühlst, wird sich das in deinem Körper zeigen. Nimm dir Zeit für dich selbst, um deine Gefühle zu erkennen und dir Raum zu geben, deine Bedürfnisse zu erfüllen.

Hörst du, was dein Bauch dir sagen möchte?

Dein Bauch ist ein treuer Begleiter, der dir die Wahrheit über dein Wohlbefinden zeigt. Wenn du beginnst, auf die Signale deines Bauches zu hören und ihm mit Mitgefühl zu begegnen, wirst du feststellen, dass dein Körper sich wieder in Einklang bringt. Deine Verdauung wird sich beruhigen, und du wirst mehr Energie und Vitalität erleben. Dein Bauch hat immer die Antwort, du darfst nur lernen, zuzuhören.

Kapitel 5

Die Energie hinter der Allergie – Dein Körper auf der Suche nach Balance

Hast du dich jemals gefragt, warum dein Körper plötzlich auf bestimmte Lebensmittel oder Umweltfaktoren reagiert, die er früher problemlos akzeptiert hat? Was, wenn ich dir sage, dass Allergien mehr sind als nur körperliche Reaktionen auf bestimmte Substanzen? Sie sind eine tiefere Botschaft deines Körpers, der versucht, dir etwas Wichtiges über dein inneres Gleichgewicht mitzuteilen. Allergien sind Zeichen dafür, dass dein Körper aus der Balance geraten ist und sich nach Harmonie sehnt, eine Einladung, dich selbst besser zu verstehen und auf die tiefliegenden Ursachen deiner Beschwerden zu hören. Allergien als Spiegelbild deiner inneren Welt, wenn du eine Allergie entwickelst, reagiert dein Körper auf eine vermeintlich harmlose Substanz, die er nun als Bedrohung empfindet. Doch was steckt hinter dieser Reaktion? Allergien sind oft ein Zeichen dafür, dass etwas in deinem Körper oder in deinem Leben aus dem Gleichgewicht geraten ist und wieder ins Lot kommen möchte. Dein Körper sendet dir diese Signale, um dich auf eine Reise der Heilung und der Wiederherstellung der Balance zu führen. Die Ursachen für diese Überreaktionen sind vielfältig und reichen von genetischen Veranlagungen, bis hin zu Umweltfaktoren oder stressigen Lebensumständen. Dein Körper kann durch wiederholte Belastung von schädlichen Substanzen oder ungesunder Ernährung „lernen", auf bestimmte Lebensmittel oder Umweltfaktoren zu reagieren.

Hinweis: In vielen Fällen ist dies eine Schutzmaßnahme des Körpers, um sich vor weiteren Belastungen zu schützen und die innere Balance wiederherzustellen.

Die häufigsten Ursachen für Allergien:

1. Die Rolle der Darmflora: Eine der häufigsten Ursachen für die Entstehung von Allergien ist eine gestörte Darmflora. Der Darm ist nicht nur für die Verdauung verantwortlich, sondern auch ein entscheidender Teil unseres Immunsystems. Rund 70 - 80 % des Immunsystems befinden sich im Dünndarm. Ein gesundes und ausgewogene Mikrobiom (Darmflora) hilft dabei, das Immunsystem zu regulieren und des Körpers vor schädlichen Eindringlingen zu schützen. Doch die moderne Lebensweise, mit häufigem Antibiotika-Einsatz, Magensäureblocker sowie ungesunder Ernährung und Stress, kann die Darmflora aus

dem Gleichgewicht bringen. Eine gestörte Darmflora begünstigt Entzündungen im Körper und schwächt das Immunsystem. Ein unausgeglichenes Mikrobiom führt dazu, dass der Körper auf harmlose Substanzen wie bestimmte Nahrungsmittel reagiert, als wären sie Bedrohungen. Dies kann dazu führen, dass du plötzlich allergische Reaktionen auf Lebensmittel entwickelst, die du früher problemlos gegessen hast.

2. Häufige Antibiotika-Einnahme: Antibiotika sind im Notfall in der modernen Medizin ein unverzichtbares Mittel, doch die übermäßige oder wiederholte Einnahme von Antibiotika kann schwerwiegende Folgen für die Darmflora haben. Sie zerstören nicht nur schädliche Bakterien, sondern auch die guten Bakterien, die für die Gesundheit des Mikrobioms entscheidend sind. Eine gestörte Darmflora hat Auswirkungen auf das Immunsystem und kann Allergien fördern, indem sie die körpereigenen Schutzmechanismen schwächt.

Daher ist es wichtig, nach einer Antibiotika-Therapie auf die Wiederherstellung der Darmgesundheit zu achten, um langfristige allergische Reaktionen zu vermeiden.

3. Stress und emotionale Belastung: Stress ist ein weiterer wichtiger Faktor, der das Immunsystem schwächen und die Entstehung von Allergien begünstigen kann. In stressigen Phasen befindet sich der Körper in ständiger Alarmbereitschaft, was zu einer verstärkten Ausschüttung von Cortisol und anderen Stresshormonen führt. Dies belastet das Immunsystem, infolge Minderdurchblutung der inneren Organe und kann eine allergische Reaktion auslösen.

Es ist kein Zufall, dass viele Menschen feststellen, dass ihre allergischen Beschwerden in stressigen Lebensphasen verstärkt auftreten. Der Körper reagiert auf die emotionale Belastung, indem er das natürliche Gleichgewicht stört.

Häufige Allergene und deren Auswirkungen: Es gibt viele Substanzen, die Allergien hervorrufen können. Jedes Allergen wirkt unterschiedlich und zeigt verschiedene Symptome, je nachdem, wie der Körper auf diese Substanz reagiert.

Unverträglichkeiten gegen Lebensmittel wie Milch, Eier, Nüsse, Meeresfrüchte und Weizen sind häufige Auslöser von Allergien. Bei einer

Allergie gegen Milch beispielsweise erkennt der Körper bestimmte Proteine im Milchprodukt als feindliche Eindringlinge, was zu einer Reaktion des Immunsystems führt. Die Symptome können Hautausschläge, Bauchschmerzen, Übelkeit oder sogar Atembeschwerden umfassen.

Histaminintoleranz: Eine weitverbreitete, aber oft unterschätzte Reaktion ist die Histaminintoleranz. Histamin ist ein chemischer Botenstoff, der in vielen Nahrungsmitteln wie Käse, Wurstwaren, Wein und fermentierten Lebensmitteln vorkommt. Bei einer Histaminintoleranz kann der Körper den Histamin Abbau nicht richtig durchführen, was zu einer Ansammlung von Histamin im Körper führt. Die Symptome reichen von Kopfschmerzen, Hautrötungen, Bauchkrämpfen bis zu Verdauungsproblemen und Asthma-ähnlichen Beschwerden. Auch hier ist der Körper auf der Suche nach einem Zustand der Balance, indem er auf die Unfähigkeit hinweist, Histamin richtig abzubauen.

Glutenunverträglichkeit: Gluten, das Protein in Weizen, Roggen und Gerste, kann bei Menschen mit einer Unverträglichkeit oder Zerstörung der Darmzotten im Körper Entzündungen auslösen. Diese Entzündungen betreffen nicht nur den Darm, sondern auch andere Körpersysteme. Symptome wie Durchfall, Blähungen, Müdigkeit, Energiemangel und Hautausschläge können auf eine Glutenunverträglichkeit hinweisen. Der Körper möchte uns mit diesen Reaktionen auf eine Unverträglichkeit aufmerksam machen, die auf energetischer und körperlicher Ebene gelöst werden möchte.

Die Dringlichkeit der Balance: Dein Weg zu nachhaltiger Gesundheit! Es ist entscheidend, die Wurzeln deiner Allergien zu verstehen und ihnen auf den Grund zu gehen, um eine nachhaltige Lösung zu finden. Allergien sind mehr als nur lästige Symptome, sie sind Ausdruck eines gestörten Gleichgewichts in deinem Körper und deinem Leben.

Sie drängen dich, deine Aufmerksamkeit nach innen zu richten, auf die Signale deines Körpers zu hören und eine Balance herzustellen, die dein Wohlbefinden stärkt. Oft übersehen wir die „kleinen" Anzeichen, bis sie sich in stärkeren Beschwerden äußern. Doch je länger das Gleichgewicht ausbleibt, desto tiefer implementieren sich die Folgen in Körper und Geist ein. Ein anhaltendes Ungleichgewicht kann über die Zeit zu chronischen Erkrankungen führen, das Immunsystem schwächen und die Lebensqualität erheblich einschränken. Allergien und Unverträglichkeiten sind daher keine kurzfristigen Warnsignale. Sie sind Hinweise darauf, dass Veränderungen notwendig sind, um langfristig Gesundheit zu fördern und Leiden zu lindern.

Dein Körper: ein Lehrer mit klarer Botschaft! Dein Körper ist dein Freund, ein kraftvoller Lehrermeister, der dir zeigt, wo Veränderungen dringend nötig sind. Jedes Symptom, das du erlebst, von Hautausschlägen über Verdauungsbeschwerden bis hin zu Müdigkeit, ist ein Signal. Diese Signale laden dich ein, innezuhalten und achtsam in dich hineinzuhorchen.

Deine Beschwerden haben ihre eigenen, versteckten Botschaften:
Vielleicht fordern sie dich auf, mehr auf deine Ernährung zu achten, Stress abzubauen oder alte, belastende Gewohnheiten loszulassen. Diese Veränderungen beginnen nicht nur im Äußeren, sondern auch in deinem Geist, in deinem Herzen und in deinem Körper. Halte Innenschau und fühle in dich hinein! Die langfristigen Folgen einer unbehandelten Balance, unbehandelte Allergien und Intoleranzen belasten den Körper auf Dauer. Ein ständig gereiztes Immunsystem, das unentwegt auf vermeintliche Gefahren reagieren muss, kann irgendwann überlastet sein.

Die Folge? Chronische Entzündungen, ein geschwächtes Immunsystem und eine höhere Anfälligkeit für Infektionen, bis hin zu rheumatischen Erkrankungen. Wenn wir diese Signale ignorieren, kann der Körper auch Symptome entwickeln, die tiefer liegen, eine „Erschöpfung" der Organe, die vermehrte Stressanfälligkeit und oft auch emotionale Symptome wie Reizbarkeit oder Erschöpfung. Durch das achtsame Erkennen der Ursachen deiner Allergien und das gezielte Ausbalancieren des inneren Gleichgewichts schaffst du nicht nur Raum für Linderung, sondern auch für nachhaltige Gesundheit. Ein harmonisches Zusammenspiel von Körper, Geist und Seele hilft dir, deine inneren Ressourcen zu aktivieren und dein Wohlbefinden langfristig zu stabilisieren. Ein praktischer Weg zur Balance, um dich auf den Weg zur Heilung zu bringen, ist es notwendig, mit einfachen, aber wirkungsvollen Schritten die Balance im Körper zu fördern. Ein achtsamer Umgang mit der Ernährung ist dabei ein wesentlicher Aspekt: Stelle dir bewusst die Frage, welche Lebensmittel deinem Körper guttun und welche ihn belasten. Nimm dir Zeit für deine Mahlzeiten und vermeide Nahrungsmittel, die Allergien oder Intoleranzen hervorrufen könnten. Zudem kann die Pflege deiner Darmgesundheit helfen, das Immunsystem zu stabilisieren. Ein gesunder Darm ist das Fundament deines gesamten Wohlbefindens, und durch gezielte Maßnahmen, wie eine zweimalige Soluintest-Darmreinigungskur im Jahr, eine 6- wöchige Probiotika-Kur, ballaststoffreiche Ernährung und regelmäßige Bewegung, kannst du das sensible Gleichgewicht deines Mikrobioms unterstützen.

Die Einladung zur Heilung annehmen: Allergien sind eine Einladung, dich selbst besser kennenzulernen, dein Wohlbefinden in die Hand zu nehmen und dich auf eine Reise zu mehr Gesundheit und innerer Harmonie zu begeben. Anstatt die Symptome zu bekämpfen, gehe tiefer, und lerne, mit deinem Körper zusammenzuarbeiten. Schaffe dir Raum und Zeit, um dich bewusst mit deinen Bedürfnissen und Grenzen auseinanderzusetzen. Jedes Symptom ist eine Erinnerung daran, dass dein Körper beständig nach Balance strebt. Wenn du diese Einladung zur Heilung annimmst, indem du auf die Ursachen deiner Allergien schaust und ein Gleichgewicht zwischen Körper, Geist und Seele anstrebst, wirst du nicht nur die Allergien selbst nachhaltig lindern können, sondern auch ein tieferes Verständnis für dein eigenes Wohlbefinden gewinnen.

Was wäre, wenn deine Symptome keine Störung, sondern Botschaften deines Körpers wären, Hinweise auf das, was dir wirklich guttut?

Kapitel 6

Entzündungen und Emotionen – Wenn Reaktionen tiefgreifend wirken

Unser Körper ist erstaunlich, wie er Botschaften vermittelt und nicht immer offensichtlich, aber stets eindringlich. Hautausschläge, Gelenkschmerzen, Stimmungsschwankungen: All das kann Ausdruck einer viel tieferliegenden Wahrheit sein. Oft wird übersehen, wie eng körperliche Reaktionen und emotionale Zustände miteinander verwoben sind. Denn Entzündungen sind nicht nur das Ergebnis einer körperlichen Reaktion, sondern häufig auch der Ausdruck von Nervosität oder ungelösten Konflikten, die sich im Körper manifestieren. Allergien und Unverträglichkeiten sind oft der „äußere" Ausdruck einer inneren Disharmonie. Unser Körper spricht auf seine Weise, wenn sich Emotionen, die wir nicht bewusst verarbeiten, in körperliche Reaktionen umsetzen. Die Beziehung zwischen der inneren Gefühlswelt und körperlichen Symptomen ist erstaunlich präzise: Hautausschläge können beispielsweise auf unterdrückte Wut oder Ängste hinweisen. Gelenkschmerzen oder chronische Entzündungen hingegen stehen oft in Zusammenhang mit ungelöster Trauer oder anhaltendem Stress. Wie beeinflussen emotionale Belastungen unsere Immunantwort? Stell dir vor, dein Immunsystem ist wie ein feines, ausgeklügeltes Netz, das sich immer an das anpasst, was in deinem Leben passiert. Emotionale Belastungen wirken sich auf dieses Netz aus, indem sie eine Art „Alarmzustand" auslösen. Das Immun-system reagiert dadurch schneller und empfindlicher, als es normalerweise der Fall wäre.

Man könnte sagen, dass unser Körper zu einem gewissen Grad versucht, uns durch diese Überreaktionen zu schützen oder auf ungelöste Probleme aufmerksam zu machen. Doch wenn die emotionale Belastung anhält, gerät das Immunsystem aus der Balance und Entzündungen können zur Dauereinrichtung werden.

Erkenne: Nehmen wir an, du kämpfst konstant mit Hautausschlägen, besonders in stressigen Zeiten. Es könnte sein, dass der Stress, den du vielleicht sogar als Teil deines Alltags akzeptiert hast, deinem Körper signalisiert, dass er „verteidigungsbereit" bleiben muss. Der Ausschlag ist das äußere Zeichen, dass dein Immunsystem und der Darm überlastet ist und einen Ausweg sucht, um den angestauten Druck loszuwerden. Eine praktische Frage, die du dir stellen kannst, lautet: „In welchen Momenten bemerke ich meine Symptome am stärksten?" Die Antwort kann wertvolle Einblicke geben, ob und wie stark emotionale Faktoren eine Rolle spielen. Häufen sich Hautausschläge und Entzündungen nach einem konfliktgeladenen Gespräch oder einer besonders stressigen Phase? Dann könnte dein Körper dir signalisieren, dass es an der Zeit ist, diesen Stress zu lindern und neue Wege für emotionale Ausgeglichenheit zu finden.

Was passiert, wenn Entzündungen dauerhaft bleiben? Langfristige, chronische Entzündungen können ernsthafte Folgen für die Gesundheit haben. Wenn dein Körper immer in Alarmbereitschaft ist, verliert das Immunsystem allmählich seine Fähigkeit zur Selbstregulation. In der Praxis kann das bedeuten, dass du immer häufiger auf bestimmte Reize reagierst, sei es durch eine Erkältung, eine Allergie oder eine andere chronische Erkrankung. Es entsteht eine Art „Reizüberflutung", bei der der Körper irgendwann nicht mehr in der Lage ist, zwischen harmlosen und gefährlichen Reizen zu unterscheiden. Allergien können sich verstärken, und die Entzündungen könnten in andere Körperbereiche übergehen.

Wie lässt sich der Zusammenhang zwischen Emotionen und Entzündungen heilen? Ein wichtiger Schritt zur Heilung ist, die emotionale Balance wiederherzustellen. Das bedeutet nicht nur die körperlichen

Symptome zu behandeln, sondern auch, die zugrunde liegenden emotionalen Ursachen zu erkennen und anzunehmen. Praktische Ansätze zur Heilung können dabei helfen, die emotionale und körperliche Balance wieder ins Gleichgewicht zu bringen:

Atemübungen und Meditation: Beide Techniken helfen, den Geist zu beruhigen und Aufregung abzubauen. Der Körper kann dadurch in einen Zustand der Entspannung zurückkehren, was sich oft unmittelbar positiv auf Entzündungen auswirkt.

Gefühle erkennen und annehmen: Oft haben wir gelernt, negative Emotionen zu unterdrücken oder abzuschieben. Doch diese Gefühle anzunehmen und bewusst zu erleben, kann helfen, den inneren Druck zu mindern, der zu Entzündungen führt.

Achtsames Essen und Bewegung: Eine ausgewogene Ernährung und sanfte Bewegung können das Gleichgewicht im Körper unterstützen. Dein Immunsystem kann sich durch eine gezielte Ernährungsweise stabilisieren und bekommt durch Bewegung einen sanften Ausgleich.

Eine letzte Frage, die du dir stellen kannst, ist: „Was möchte mir mein Körper wirklich sagen?"

Wenn du dieser Frage mit Offenheit begegnest, könnte sich das Bild deiner Symptome verändern.

Vielleicht zeigt dir dein Körper auf seine Weise, dass es an der Zeit ist, dich nicht nur um deine Gesundheit, sondern auch um deine inneren Bedürfnisse zu kümmern. Emotionale und körperliche Harmonie sind eng verbunden, und wenn du diesen Weg gehst, wirst du feststellen, wie sich dein Wohlbefinden und deine Lebensqualität nachhaltig verbessern. Dein Körper ist nicht einfach „krank", stattdessen sendet er dir wertvolle Hinweise. Indem du diesen Hinweisen folgst und sie ernst nimmst, kannst du tiefgreifende Veränderungen erreichen und deinen Weg zu mehr Gesundheit und emotionaler Balance gestalten.

Kapitel 7

Intoleranzen testen – Was dir Diagnosen sagen können (und was nicht)

In der heutigen Zeit stehen uns viele diagnostische Möglichkeiten zur Verfügung, um Nahrungsmittelunverträglichkeit und Allergien zu erkennen.

Und doch: So wichtig diese Tests sind, sie erzählen immer nur einen Teil der Geschichte. Die Diagnose kann dir helfen, bestimmte Unverträglichkeiten zu erkennen, aber sie zeigt dir nicht immer den ganzen Weg zu mehr Wohlbefinden. Unsere körperliche und emotionale Welt ist eng miteinander verknüpft, und das, was uns wirklich heilt, liegt oft tiefer als das, was uns die Testergebnisse sagen können. Es gibt eine Vielzahl an Testmethoden, die dir zeigen können, ob du auf bestimmte Lebensmittel empfindlich reagierst. Dazu gehören unter anderem Bluttests, Hauttests und Atemtests. Diese Methoden aus dem Labor geben Aufschluss darüber, ob bestimmte Lebensmittel möglicherweise Beschwerden verursachen und wie dein Körper auf sie reagiert. Doch wenn du wirklich langfristig gesund werden und bleiben möchtest, ist es wichtig, dass du den Tests mit einer gewissen Achtsamkeit begegnest und nicht alles auf schwarz-weißen Diagnosen reduzierst. Warum ist die Diagnose nur der Anfang? Vielleicht hast du schon einmal das Gefühl erlebt, wenn dir ein Test endlich erklärt, warum du dich oft müde, aufgebläht oder unwohl fühlst. Eine klare Diagnose kann wie eine Erleichterung wirken, weil sie uns das „Warum" hinter den Beschwerden zeigt. Doch was danach kommt, ist ebenso wichtig: Was machst du mit diesem Wissen? Verzichtest du jetzt einfach auf bestimmte Lebensmittel, die dein Körper als störend erkennt? Oder nutzt du die Diagnose als Anstoß, deinen Körper tiefer kennenzulernen und dich auf deinen inneren Heilungsweg zu begeben?

Ein Testergebnis gibt dir eine Momentaufnahme deiner Gesundheit, es ist ein Wegweiser, aber nicht das endgültige Ziel. Selbst wenn du herausfindest, dass du auf Weizen, Milchprodukte, etwaige Gemüsesorten, Fisch, Hülsenfrüchte oder bestimmte Gewürze reagierst, so gibt es einen größeren Zusammenhang, den dein Körper dir vielleicht mitteilen möchte. Unsere Körper reagieren oft auf äußere Einflüsse, die sich aufgestaut haben und als Reaktionen erscheinen. Indem du die Informationen aus deinem Test mit deinem Gefühl für dich selbst verbindest, kannst du beginnen, dein ganzes System ins Gleichgewicht zu bringen. Wie kann ich das Testergebnis für meine Heilung nutzen? Eine wichtige Frage, die du dir stellen kannst, lautet: „Was möchte mir mein Körper mit diesen Ergebnissen sagen?" Es geht darum, zu erkennen, dass dein Körper nicht einfach gegen dich arbeitet, sondern eine innere Weisheit besitzt. Vielleicht signalisiert dir dein Körper, dass er eine Pause braucht, zur Ruhe kommen will oder bestimmte Lebensweisen überdacht werden dürfen. Wenn du beispielsweise erfährst, dass du eine Unverträglichkeit gegen Gluten oder Laktose hast, kannst du dich natürlich entscheiden, diese Lebensmittel aus deinem Speiseplan zu streichen. Doch du kannst auch tiefer schauen und fragen: „Was hat meinen Körper so belastet, dass er jetzt auf diese Weise reagiert?" Vielleicht bringt dich dieses Ergebnis auf die Idee, deinem Verdauungssystem mehr Ruhe und Unterstützung zu geben oder achtsamer auf deine Ernährung und dein Wohlbefinden zu achten.

Unverträglichkeiten und Allergien können auch Signale dafür sein, dass dein Körper einen neuen Rhythmus braucht. Er lädt dich vielleicht ein, das Tempo zu verlangsamen, deine Ernährung mit mehr Bewusstsein anzugehen und dir die Zeit zu nehmen, wirklich zu spüren, was dir guttut und was nicht. Die Diagnose ist ein wertvoller Hinweis, der dich in Verbindung mit deinem Körper bringt, doch die echte Heilung entsteht, wenn du beginnst, diese Signale als Wegweiser für eine achtsame, liebevolle Beziehung zu dir selbst zu sehen.

Sprichwörtlich, ein eigenes Bauchgefühl bewusst zu entwickeln.

Jenseits der Diagnose: die innere Balance finden! Es gibt noch etwas Wichtiges, das Tests dir oft nicht sagen können, die emotionale Komponente deiner Beschwerden. Unverträglichkeiten und Allergien treten oft in Zeiten von Stress oder emotionaler Belastung verstärkt auf. Dein Körper zeigt dir dann, dass etwas aus dem Gleichgewicht geraten ist und es an der Zeit ist, tiefer zu schauen und dich um deine Bedürfnisse zu kümmern. Manchmal lohnt es sich, auf deine Reaktionen und Symptome zu achten und zu beobachten, wann sie besonders stark sind.

Frag dich selbst: „Fühle ich diese Beschwerden stärker in Zeiten von Stress oder innerer Anspannung?"

Wenn du erkennst, dass dein emotionaler Zustand eine Rolle spielt, kann das der Beginn einer heilenden Reise sein. Du könntest mit Entspannungsübungen, Meditation oder achtsamen Atemtechniken arbeiten, um deine inneren Spannungen zu lösen und deinem Körper so die Möglichkeit zu geben, zur Ruhe zu kommen. Praktische Ansätze zur Balance. Was kannst du also konkret tun, um die Balance zwischen Diagnose und Heilung zu finden?

Hier sind einige pragmatische Ansätze, die dich auf diesem Weg unterstützen können, wie eine langsame Ernährungsumstellung: Beginne sanft, deine Ernährung zu verändern. Statt einfach auf Lebensmittel zu verzichten, die dir schaden könnten, experimentiere damit, wie dein Körper auf frische, nährstoffreiche Nahrungsmittel reagiert. Erlaube dir, neue Geschmacksrichtungen und Gerichte zu entdecken, die deinem Körper guttun. Regelmäßige Bewegung und sanfte Dehnungen: Bewegung kann Wunder wirken, um den Stoffwechsel zu fördern und das Verdauungssystem zu unterstützen. Wähle Bewegungen, die dir Freude bereiten, wie sanftes Yoga, Spaziergänge oder Tanzen, und spüre, wie du dadurch mehr Energie und Lebensfreude findest. Atemübungen zur Stressbewältigung: Manchmal reagieren wir auf bestimmte Lebensmittel sensibler, wenn wir gestresst sind. Atemtechniken und Achtsamkeitsübungen helfen dir, den inneren Stress zu reduzieren und deinen Körper in einen entspannten Zustand zu versetzen. Dadurch kann das Immunsystem oft auch beruhigt werden.

Tägliches Dankbarkeitsritual: Verbinde dich mit einem Gefühl der Dankbarkeit für deinen Körper. Erinnere dich daran, dass dein Körper auf deiner Seite ist und dich in deinem Leben unterstützt und deinen Tempel darstellt, indem deine Seele wohnt. Ein einfaches tägliches Ritual, indem du Dankbarkeit für das empfindest, was dir guttut, stärkt diese positive Verbindung. Wenn Tests zum Wegweiser werden, können Tests und Diagnosen wie eine Art „Landkarte" für deinen Heilungsweg wirken. Sie zeigen dir Stellen auf, an denen dein Körper vielleicht mehr Achtsamkeit und Liebe braucht. Doch das Ziel ist nicht nur das Vermeiden bestimmter Lebensmittel oder das strikte Einhalten von Diätplänen. Es ist vielmehr ein Weg, auf dem du deinen Körper, deine Emotionen und deine Bedürfnisse tiefer verstehst und lernst, was dein einzigartiger Organismus braucht, um in Harmonie zu sein.

Erinnerung: Ein Test ist ein Hilfsmittel, kein Urteil. Dein Körper hat die Fähigkeit, zu heilen und sich ins Gleichgewicht zu bringen. Mit dem Wissen aus der Diagnose kannst du deinen Körper gezielt unterstützen, es erlaubt dir auch, über die Testergebnisse hinauszugehen und dich mit deiner Intuition zu verbinden. Manchmal zeigt uns der Körper den Weg, den keine Diagnose vorhersagen kann, und es ist diese innere Weisheit, die dich langfristig begleitet und dich in deinem gesunden, erfüllten Leben unterstützt. Mit Geduld, liebevollem Selbstverständnis und einer sanften Veränderung deiner Lebensweise wirst du einen Raum schaffen, in dem dein Körper wieder in Balance kommt.

Dein Körper spricht und wenn du ihm zuhörst und ihn verstehst, wirst du den wahren Weg zu deinem Wohlbefinden finden.

Kapitel 8

Nahrungsmittel als Freunde und Feinde – Was dir guttut und was nicht

Unsere Nahrungsmittel haben eine tiefe Wirkung auf unser Wohlbefinden und sind entweder Verbündete oder Gegner unseres Körpers. Jeder Bissen, den wir zu uns nehmen, spricht eine eigene Sprache, und es liegt an uns, diese Botschaften zu verstehen. Was uns guttut, nährt unseren Körper, unseren Geist und Billionen von Zellen, während das, was uns schadet, Unwohlsein und Krankheit fördern kann.

Wie erkennst du also, welche Nahrungsmittel zu deinen Freunden gehören und welche zu deinen Feinden?

Stell dir vor, du hast ein Lieblingsgericht, vielleicht ein cremiger Joghurt mit frischen Beeren und Honig. Es scheint harmlos, ja, sogar gesund. Aber immer wieder nach dem Verzehr merkst du, dass du dich aufgebläht, müde und irgendwie unwohl fühlst. Du hast eine allgemeine Unruhe in deinem Bauch und fragst dich, warum dieses „gesunde" Essen dir nicht guttut. In solchen Momenten ist es wichtig, auf die subtilen Signale deines Körpers zu hören.

Freunde des Körpers: Ein Beispiel für ein nahrhaftes und unterstützendes Lebensmittel sind Haferflocken. Sie sind nicht nur reich an Ballaststoffen, sondern auch an Beta-Glucan, einer Substanz, die das Immunsystem stärkt. Wenn du Haferflocken zu dir nimmst, spürst du, wie dein Energielevel steigt und dein Magen sich ruhig anfühlt. Haferflocken unterstützen deine Verdauung und helfen, den Blutzuckerspiegel zu stabilisieren. Sie sind ein hervorragendes Beispiel für ein Lebensmittel, das deinem Körper auf allen Ebenen zugutekommt. Keine Angst vor Gluten, da der problematische Stoff des Klebereiweißes sehr gering ist.

Probiere doch mal Folgendes: Beginne den Tag mit einem nahrhaften Frühstück, das deinem Körper sanft Energie liefert. Koche Haferflocken ganz kurz mit Wasser auf und füge geschroteten Leinsamen hinzu, um die Verdauung zu unterstützen. Süße es nach Belieben mit etwas Naturhonig für eine milde Süße. Vermeide Müsli, da es aufgrund des enthaltenen Zuckers und getrockneten Früchte oft zu Gärungsprozessen im Magen und Darm führen kann. Diese einfache, leicht verdauliche Mahlzeit hilft, den Tag ausbalanciert und ruhig zu starten.

Feinde des Körpers: Zudem gibt es Lebensmittel, die dein Körper als „Feinde" empfindet, auch wenn sie vielleicht allgemein als unbedenklich gelten. Ein solches Beispiel ist Kuhmilch, oder genauer gesagt, die Laktose, die in vielen Milchprodukten enthalten ist. Viele Menschen bemerken nach dem Verzehr von Milchprodukten unangenehme Symptome wie Blähungen, Krämpfe oder Durchfall. Der Grund dafür ist, dass viele Erwachsene nicht genug Lactase produzieren, das notwendige Enzym, um Laktose zu verdauen, zumal die Kuhmilch für das Kälbchen gedacht ist. In diesem Fall ist Milch nicht dein Freund, sondern ein Lebensmittel, das deinem Körper zusätzliche Belastung auferlegt. Ein weiteres Beispiel sind stark verarbeitete Lebensmittel, die Zucker, raffinierte Kohlenhydrate und künstliche Zusätze enthalten. Diese „Feinde" setzen deinen Körper unter Stress, insbesondere wenn du regelmäßig große Mengen davon konsumierst und diese industrielle hergestellt und nicht natürlich vorkommen. Sie können Entzündungen fördern, den Darm belasten und das Immunsystem schwächen.

Oft merken wir erst nach einer Weile, wie unser Energielevel sinkt, unser Hautbild schlechter wird oder unsere Verdauung ins Stocken gerät. Diese Lebensmittel rauben uns mehr Energie, als sie uns an Vitalität geben.

Das Erkennen der Signale:

Wie kannst du nun herausfinden, welche Nahrungsmittel dir guttun und welche nicht? Der Schlüssel liegt in der Achtsamkeit und Beobachtung. Es ist wichtig, auf die Signale deines Körpers nach dem Essen zu achten.

Achte darauf, wie du dich nach einer Mahlzeit fühlst: Bist du voller Energie oder hast du das Gefühl, als ob dir die Kraft entzogen wird?

Hat sich deine Haut verbessert oder verschlechtert sie sich? Reagierst du mit Blähungen oder Durchfall? Ein hilfreiches Tool auf diesem Weg kann ein Ernährungstagebuch sein. Notiere, was du isst und wie du dich danach fühlst. Mit der Zeit wirst du Muster erkennen und herausfinden, welche Lebensmittel dir guttun und welche deine Balance stören. Die Erkenntnis, welche Nahrungsmittel deinem Körper dienen und welche ihn schwächen, ist ein wichtiger Schritt, um deine Ernährung nachhaltig anzupassen und deinen Körper als Verbündeten zu gewinnen.

Die Kunst der Balance: Es geht nicht darum, perfekt zu essen, sondern darum, ein gesundes Gleichgewicht zu finden. Es gibt keine „guten" oder „schlechten" Lebensmittel, es geht vielmehr um das, was du regelmäßig isst und wie dein Körper darauf reagiert. Finde heraus, was für dich funktioniert, und sei bereit, auf die Signale deines Körpers zu hören. Deine Nahrung ist eine Form der Kommunikation, wenn du die Sprache deines Körpers sprichst, wirst du deine „Freunde" und „Feinde" erkennen und eine Ernährung wählen, die dich nährt und unterstützt. Indem du dich mit deinem Körper und seinen Bedürfnissen versorgst, wirst du nicht nur eine tiefere Verbindung zu dir selbst finden, sondern auch das Gefühl von Vitalität und Wohlbefinden, das du verdienst.

Erinnere dich:

Du hast die Macht, dein Wohlbefinden zu gestalten, durch die Wahl der richtigen Nahrungsmittel, die dich nähren und dir helfen, in Balance zu bleiben.

Kapitel 9

Der Weg zur Selbstregulation – Intoleranzen bewusst begegnen

Unser Körper spricht eine feine, aber deutliche Sprache, die darauf wartet, dass wir hinhören und Veränderungen einläuten. Für Menschen mit Nahrungsmittelunverträglichkeiten bedeutet dies, besonders aufmerksam gegenüber den Signalen des Körpers zu sein. Doch wie lernen wir, auf diese Zeichen bewusst und selbst regulierend zu reagieren, anstatt sie nur zu bekämpfen? Dieser Weg zur Selbstregulation ist eine Reise, die uns nicht nur lehrt, was uns guttut, sondern auch, wie wir ein tieferes Bewusstsein für unsere Bedürfnisse entwickeln können. Warum ist Selbstregulation bei Unverträglichkeiten wichtig? Selbstregulation bedeutet, den eigenen Körper aufmerksam und liebevoll zu unterstützen, anstatt sich von den Beschwerden entmutigen zu lassen. Wenn du weißt, dass du bestimmte Nahrungsmittel nicht gut verträgst, geht es nicht darum, sie strikt und für immer zu meiden, sondern eine für dich passende Balance zu finden. Selbstregulation ist mehr als ein „Vermeiden von Auslösern!" Es ist eine Möglichkeit, in Harmonie mit den eigenen Bedürfnissen zu leben, ohne den Genuss an Essen und Lebensfreude zu verlieren. Vielleicht merkst du zum Beispiel, dass

bestimmte Lebensmittel an stressfreien Tagen keine Beschwerden auslösen, während sie in stressigen Phasen Probleme bereiten. Diese Beobachtung schenkt dir wertvolle Einsichten, wie du in verschiedenen
Lebenssituationen besser auf dich achten kannst.

Wie kann dir ein Ernährungstagebuch helfen?

Ein Ernährungstagebuch ist ein wunderbares Werkzeug auf dem Weg
zur Selbstregulation. Es hilft dir, die Zusammenhänge zwischen deiner
Ernährung und den Reaktionen deines Körpers besser zu verstehen.

Jeder Mensch ist einzigartig und oft sind es ganz persönliche Muster,
die man durch regelmäßige Aufzeichnungen erkennt. Ein Ernährungstagebuch kann dir helfen, sowohl die körperlichen als auch emotionalen Einflüsse auf deine Unverträglichkeiten zu entdecken.

Was gehört in ein Ernährungstagebuch?

Für ein hilfreiches Ernährungstagebuch kannst du die folgenden Ele-
mente aufnehmen:

Datum und Uhrzeit:

Wann hast du gegessen?

Die Zeit kann manchmal aufschlussreich sein, da bestimmte Symptome oft erst nach einigen Stunden auftreten.

Lebensmittel und Getränke: Was hast du genau gegessen und getrunken?

Schreibe auch auf, ob das Essen zuckerhaltig, fettig, roh oder gekocht war, all das sind Faktoren, die den Körper unterschiedlich beeinflussen können.

Menge: War es eine kleine, mittlere oder große Portion?

Die Menge eines Lebensmittels kann ebenfalls einen Unterschied machen.

Symptome und körperliche Reaktionen: Notiere, ob und welche Beschwerden nach der Mahlzeit aufgetreten sind, z. B. Verdauungsbeschwerden, Müdigkeit, Kopfschmerzen oder andere Reaktionen. Wenn du einen Hautausschlag, Blähungen oder andere Symptome bemerkst, schreibe sie detailliert auf.

Emotionale Befindlichkeit: Wie hast du dich gefühlt?

Stress, Freude oder Sorgen beeinflussen die Verdauung und können körperliche Symptome verstärken oder abmildern. Wenn du beobachtest, dass dir bestimmte Lebensmittel an stressigen Tagen weniger gut bekommen, hast du schon einen wichtigen Hinweis.

Schlaf und Bewegung: Einfache Notizen zu deinem Schlaf und zur körperlichen Aktivität können auch helfen. Manchmal ist unser Körper belastbarer, wenn wir tief geschlafen oder uns bewegt haben.

Wie setzt du Erkenntnisse aus dem Ernährungstagebuch um?

Das Ernährungstagebuch ist ein wertvolles Werkzeug, um Muster und Zusammenhänge zu erkennen. Vielleicht entdeckst du, dass bestimmte Beschwerden immer dann auftreten, wenn du unter Stress stehst, oder einige Lebensmittel dir morgens besser bekommen als abends. Dieses Wissen ermöglicht dir, deine Ernährung gezielter an deine Bedürfnisse anzupassen, ohne dass du konsequent auf Verbote zurückgreifen musst.

Ein Hinweis: Du stellst fest, dass du nach einem bestimmten Frühstück oft müde bist oder Kopfschmerzen bekommst. Dein Tagebuch zeigt, dass dies immer dann passiert, wenn du ein bestimmtes Lebensmittel wie Brot oder Joghurt zu dir nimmst. Diese Erkenntnis erlaubt dir, alternative Frühstücksideen zu testen und zu beobachten, wie dein Körper darauf reagiert.

Fragen, die dir auf deinem Weg zur Selbstregulation helfen können:

Wie fühle ich mich körperlich und emotional, wenn ich bestimmte Lebensmittel esse? Diese Frage lädt dich ein, deinen Zustand aufmerksam zu beobachten. So bekommst du ein besseres Gespür dafür, was dir wirklich guttut.

Wann treten die Beschwerden am häufigsten auf? Diese Frage kann dir helfen, mögliche Auslöser in deinem Tagesablauf zu erkennen. Manchmal sind es nicht nur die Lebensmittel selbst, sondern auch die Umstände oder die Häufigkeit, die deinen Körper belasten. Selbstregulation ist der Schlüssel zu einer fein abgestimmten Balance, die dir erlaubt, besser auf deine Gesundheit und dein Wohlbefinden zu achten. Dein Ernährungstagebuch ist dabei ein unterstützender Begleiter, der dir zeigt, wie dein Körper auf verschiedene Lebensmittel und Lebenssituationen reagiert. So kannst du nicht nur deine Beschwerden lindern, sondern auch eine tiefere Verbindung zu dir selbst aufbauen.

Kapitel 10

Achtsam essen, achtsam leben – Ernährung als persönlicher Wegweiser

Unsere Essgewohnheiten haben eine tiefere Bedeutung als bloße Nahrungsaufnahme, diese spiegeln oft auch unsere Beziehung zu uns selbst wider. Achtsamkeit in der Ernährung kann nicht nur physisch, sondern auch emotional und psychologisch heilsam sein. Wenn wir lernen, bewusst zu essen, beginnen wir, die Signale unseres Körpers besser zu verstehen und langfristig ein gesundes, ausgeglichenes Leben zu führen. Warum ist achtsames Essen so wichtig? Achtsames Essen bedeutet, vollständig im Moment zu sein, wenn wir Nahrung zu uns nehmen. Es geht darum, ohne Ablenkungen und mit bewusster Wahrnehmung zu essen. Wissenschaftliche Studien zeigen, dass der Geist in stressfreien und achtsamen Momenten weniger Stresshormone als Cortisol ausschüttet. Da Cortisol die Verdauung beeinträchtigen kann, verbessert achtsames Essen nicht nur unser psychisches Wohlbefinden, sondern auch die physiologischen Verdauungsprozesse.

Ein Beispiel: Stell dir vor, du isst einen Apfel, während du nebenbei auf dein Handy schaust oder im Gehen unterwegs bist. Wahrscheinlich kaust du schneller, spürst die Süße weniger intensiv und bist dir der Konsistenz des Apfels kaum bewusst. Würdest du hingegen den Apfel langsam essen und jeden Bissen spüren, könntest du den Geschmack und die Textur intensiv wahrnehmen. Der Körper registriert durch das achtsame Kauen und die Speichelproduktion bereits die erste Verdauungsstufe, was zu einer besseren Verarbeitung der Nahrung im Magen führt. Sei bei allem was du tust, vollkommen im Hier und Jetzt!

Die organischen Effekte des achtsamen Essens

Wenn wir hastig oder unachtsam essen, leidet die Verdauung, und oft entstehen Beschwerden wie Blähungen, Völlegefühl oder sogar Entzündungen. Das liegt daran, dass unser Verdauungssystem eine klare Abfolge von Phasen durchläuft:

Kauen und Einspeicheln: Im Mund wird die Nahrung zerkleinert und mit Enzymen im Speichel vermischt, die den Abbau von Kohlenhydraten und Eiweißen einleiten. Beim achtsamen Essen ist diese Phase intensiver und gründlicher, was die weitere Verdauung im Magen erleichtert.

Magensaftproduktion: Der Magen reagiert auf das Kauen, indem er Verdauungssäfte produziert. Wenn wir die Nahrung schnell und unzerkaut herunterschlucken, „überraschen" wir den Magen, und die Magensäureproduktion ist weniger effizient und chronisches Sodbrennen kann entstehen. Achtsames Essen hilft dem Magen, optimal auf die Nahrung vorbereitet zu sein.

Darmbewegungen: Die Verdauung im Darm wird durch das entspannte Essen unterstützt, da der Parasympathikus, auch als „Ruhe Nerv" bekannt, aktiviert wird. Dies führt dazu, dass der Körper vermehrt Verdauungsenzyme produziert und der Darm entspannt arbeiten kann.

Die biologischen Effekte des achtsamen Essens

Neben den körperlichen Vorteilen beeinflusst achtsames Essen auch unser emotionales Wohlbefinden und unsere Beziehung zur Nahrung. Es hilft uns, auf unsere Körpersignale zu hören, wodurch emotionales Essen oder Essanfälle oft vermieden werden können. Wenn wir bewusst essen, spüren wir besser, wann wir wirklich satt sind und wann wir noch hungrig sind. Zudem reduzieren wir so die Tendenz, Essen als Trost in stressigen oder emotional belastenden Zeiten zu nutzen.

Erkenne: Wenn wir uns nach einem stressigen Tag direkt zum Kühlschrank bewegen und ein großes Stück Schokolade essen, spüren wir meist erst später, ob wir wirklich gesättigt oder zufrieden sind. Würden wir hingegen achtsam bei jedem Bissen bleiben, könnten wir das Hungergefühl und die Bedürfnisse des Körpers klarer wahrnehmen und bewusst entscheiden, ob wir wirklich Schokolade brauchen, oder ob vielleicht eine Umarmung oder Entspannung besser helfen würde.

Praktische Wege, um achtsames Essen in den Alltag zu integrieren

Achtsames Essen lässt sich einfach und Schritt für Schritt in den Alltag integrieren. Hier sind ein paar Ansätze, um achtsamer mit deiner Ernährung umzugehen:

Langsam essen: Versuch, jeden Bissen mindestens 15 - 20-mal zu kauen, besonders bei kohlenhydratreichen Speisen. Das Kauen zerlegt die Nahrung besser, was den Magen entlastet und die Nährstoffaufnahme verbessert.

Ablenkungen vermeiden: Nimm dir die Zeit, ohne Fernseher, Handy oder Laptop zu essen. So richtest du deine Aufmerksamkeit auf das Essen selbst und entdeckst die Aromen und Konsistenzen neu.

Auf Körpersignale hören: Schließe für einen Moment die Augen und fühle, wie hungrig du wirklich bist. Ist es physischer Hunger oder eher ein emotionales Verlangen? Spüre in dich hinein und erkenne, ob dein Körper wirklich Nahrung braucht oder ob es ein anderes Bedürfnis ist, das gestillt werden möchte. Esse nur so viel, wie du benötigst, und nimm das Gefühl von Sättigung bewusst wahr.

Achtsames Essen als Wegweiser!

Achtsames Essen öffnet die Tür zu einer tieferen Beziehung zu deinem Körper und seinen Bedürfnissen. Wenn wir bewusst und in Ruhe essen, ermöglichen wir unserem Körper, sich mitzuteilen, was er wirklich braucht und was nicht. So kann achtsames Essen eine Art innerer Kompass werden, der uns zeigt, welche Speisen uns guttun und welche uns belasten.

Letztendlich ist es dieser Weg zu mehr Bewusstheit und Verständnis, der nicht nur die Ernährung, sondern auch das Leben achtsamer und gesünder macht.

Kapitel 11

Der Körper als Lehrer – Was deine Symptome dir langfristig zeigen können

Der Körper sendet uns durch Symptome wie Bauchschmerzen, Kopfschmerzen oder Hautausschläge Hinweise darauf, welche Lebensmittel uns guttun und welche wir meiden sollten. Diese Signale helfen uns dabei, besser auf unsere körperlichen Bedürfnisse einzugehen und sie langfristig zu respektieren. In diesem Kapitel gehen wir auf drei häufige Intoleranzen und Allergien ein, wie zum Beispiel die Laktoseintoleranz, Histaminintoleranz und Glutenunverträglichkeit und stellen jeweils eine natürliche Rezeptur vor, die Beschwerden lindern kann. Laktoseintoleranz, wenn Milchprodukte Probleme bereiten

Lactoseintoleranz – wenn Lactose das Zuckermolekül zur Belastung wird

Frage: Was passiert im Körper bei Laktoseintoleranz, und welche Symptome treten auf?

Laktoseintoleranz entsteht, wenn der Körper zu wenig Lactase produziert, das Enzym, das Milchzucker (Laktose) spaltet. Dadurch gelangt die ungespaltene Laktose in den Dickdarm, wo sie von Bakterien fermentiert wird. Dies kann zu Blähungen, Bauchkrämpfen, Durchfall und Völlegefühl führen.

Lebensmittel mit Laktose: Milch, Joghurt, Käse, Sahne, Butter und viele verarbeitete Lebensmittel wie Backwaren oder Dressings enthalten oft Laktose. Bei Laktoseintoleranz können laktosefreie Alternativen wie Mandel- oder Hafermilch eine sanfte Alternative sein. Außerdem ist ein Ernährungstagebuch hilfreich, um Muster zu erkennen und zu verstehen, wie der Körper auf unterschiedliche Mengen Laktose reagiert.

Etwas, was dich unterstützen kann:

Kümmel-Fenchel-Anis-Tee zur Beruhigung der Verdauung

Zutaten:

1 TL Kümmelsamen 1 TL Fenchelsamen 1 TL Anissamen

500 ml Wasser

Zubereitung:

Die Samen in einen Teebeutel geben oder direkt ins kochende Wasser streuen. Tee 10 Minuten ziehen lassen und dann abseihen. Täglich eine Tasse nach den Mahlzeiten trinken, um Blähungen und Krämpfe zu lindern. Diese Gewürze unterstützen die Verdauung und können helfen, Beschwerden durch fermentierte Laktose zu mindern. Da Laktoseintoleranz häufig Verdauungsbeschwerden und Nährstoffmängel verursachen kann, sind folgende Nahrungsergänzungsmittel sinnvoll:

Lactase-Enzym-Kapseln: Unter vielen anderen Präparaten ist Lactrase, erhältlich in vielen Apotheken, eine Option. Dieses Präparat enthält das Enzym Lactase, das die Verdauung von Laktose unterstützt und somit Beschwerden bei der Aufnahme von Milchprodukten lindern kann. Neben Lactrase gibt es auch weitere Produkte wie LactoStop, Lactosolv oder Lactaid, die in unterschiedlichen Dosierungen und Formen erhältlich sind, um eine individuelle Verträglichkeit zu gewährleisten.

Kalzium und Vitamin D: da Milchprodukte oft die Hauptquelle für Kalzium und Vitamin D sind, kann ein Mangel bei Verzicht auf laktosehaltige Produkte auftreten. Ein kombiniertes Präparat kann helfen, die Knochengesundheit zu unterstützen.

Es gibt zahlreiche Nahrungsergänzungsmittel auf dem Markt, die diese Nährstoffe in praktischer Form liefern und so eine gute Versorgung sicherstellen.

Probiotika: Die Einnahme von Probiotika kann die Darmflora stärken und so die Verdauung von Milchprodukten etwas unterstützen, besonders in milden Fällen. Probiotische Präparate enthalten nützliche Bakterien, die das Gleichgewicht der Darmmikroben fördern und so zu einer besseren Verträglichkeit von Laktose beitragen können.

Histaminintoleranz – Wenn Histamin zur Belastung wird

Frage: Was ist eine Histaminintoleranz und wie erkenne ich die Symptome?

Histaminintoleranz entsteht, wenn zu wenig Diaminoxidase (DAO) in den Schleimhäuten des Dünndarms produziert wird, ein Enzym, das Histamin abbaut und dessen Verwertung im Körper unterstützt. Histamin kommt in vielen Lebensmitteln vor und wird auch vom Körper als Teil der Immunantwort gebildet. Wenn das Histamin nicht richtig abgebaut wird, kann es sich anreichern und Symptome wie Kopf-schmerzen, Migräne, Hautrötungen, Juckreiz, Verdauungsprobleme, Übelkeit, Herzrasen und Schwindel verursachen.

Lebensmittel mit hohem Histamin Gehalt: Reifer Käse, geräuchertes Fleisch, Fischkonserven, Essig, rohes Sauerkraut, Spargel, Rotwein und bestimmte Früchte wie Tomaten oder Avocados.

Hinweis: Eine Ernährung mit Histamin armen Lebensmitteln, der Ein-satz eines Ernährungstagebuchs zur besseren Identifikation von Auslö-sern und gegebenenfalls die Einnahme des Enzyms DAO, das in der Apotheke erhältlich ist, können helfen, Beschwerden zu lindern. Einige Beispiele für DAO-Präparate, die zur Unterstützung der Histaminver-dauung verwendet werden, sind unter anderem DAO-Active oder His-tamin-Blocker, erhältlich in jeder Apotheke.

Was du tun kannst: Löwenzahn-Tee zur Unterstützung der Leber

Zutaten:

1 EL getrocknete Löwenzahnwurzel oder -blätter 250 ml Wasser

Zubereitung:

Löwenzahn mit kochendem Wasser übergießen und 10 Minuten ziehen lassen. Abseihen und täglich eine Tasse trinken.

Löwenzahn regt die Leber an, welche bei der Entgiftung und im Abbau von Histamin eine wichtige Rolle spielt. Dadurch kann die Histamin-Belastung reduziert werden.

Histaminintoleranz erfordert besondere Unterstützung bei der Regulierung des Histamin Spiegels im Körper und dem Abbau des überschüssigen Histamins:

DAO-Enzympräparate: Diese Ergänzungsmittel enthalten Diaminoxidase (DAO), ein Enzym, das Histamin abbaut. Sie können vor Histamin reichen, Mahlzeiten eingenommen werden, das fehlende Enzym ersetzten und die Symptome verringern. Das ersatzweise Enzym DAO führt allerdings lediglich zur Linderung.

Vitamin C: Dieses Vitamin wirkt gegen Histamin und unterstützt die Reduktion von Histamin im Körper. Gute Quellen sind nicht Histamin haltige Obstsorten, und eine Ergänzung kann ebenfalls hilfreich sein.

Vitamin B6: B6 ist notwendig für die Aktivität der DAO und kann dabei helfen, die Histamin Spiegel zu senken. Es ist besonders in Kombination mit Vitamin C wirksam.

Quercetin: Dieses Bioflavonoid, eine natürliche Verbindung, die in Obst und Gemüse wie Äpfeln, Zwiebeln und Beeren vorkommt, wirkt als natürliches Antihistaminikum und kann helfen, Histamin-Reaktionen zu dämpfen. Bioflavonoide sind sekundäre Pflanzenstoffe, die antioxidative Eigenschaften haben und die Zellgesundheit unterstützen. Quercetin ist in Form von Kapseln erhältlich und wirkt entzündungshemmend, was besonders bei allergischen Reaktionen und Entzündungsprozessen von Vorteil sein kann.

Glutenintoleranz – Wenn Gluten zur Belastung wird

Frage: Wie äußert sich eine Glutenunverträglichkeit, und worin unterscheiden sich Zöliakie und Glutenintoleranz?

Bei Zöliakie handelt es sich um eine angeborene Autoimmunerkrankung, bei der Gluten (Klebereiweiß in bestimmten Getreidearten), das

Immunsystem aktiviert und die Darmschleimhaut und die Darmzotten, nicht nur schädigt, sondern zerstört. Dies beeinträchtigt die Nährstoffaufnahme und kann ernsthafte gesundheitliche Probleme verursachen. Eine mildere Form, die Nicht-Zöliakie-Gluten-Sensitivität, die sogenannte Unverträglichkeit, also keine klassische Allergie gegen Gluten löst ähnliche Beschwerden aus, schädigt aber die Darmschleimhaut nicht.

Symptome einer Glutenunverträglichkeit: Verdauungsprobleme wie Durchfall, Blähungen und Bauchschmerzen, Müdigkeit, Hautausschläge, Kopfschmerzen und Gelenkschmerzen.

Lebensmittel mit Gluten: Weizen, Roggen, Gerste, Dinkel, Bulgur und viele verarbeitete Produkte wie Brot, Nudeln, Gebäck und Bier.

Hinweis: Menschen mit Zöliakie sollten glutenhaltige Produkte strikt meiden, während bei einer Gluten Sensitivität eine Reduktion ausreichend sein kann. Glutenfreie Alternativen wie Reis, Quinoa und Buchweizen bieten sich an.

Ein Impuls für dich: Fenchel-Kamille-Tee zur Linderung von Verdauungsbeschwerden.

Zutaten:

1 TL getrocknete Fenchelsamen 1 TL getrocknete Kamillenblüten

300 ml Wasser

Zubereitung:

Fenchel und Kamille mit kochendem Wasser übergießen und 10 Minuten ziehen lassen. Den Tee abseihen und nach dem Essen trinken.

Fenchel und Kamille beruhigen die Verdauung und lindern Entzündungen. Dies kann hilfreich sein, wenn glutenhaltige Lebensmittel Beschwerden verursacht haben.

Da Glutenunverträglichkeit den Darm schädigen und die Nährstoffaufnahme beeinträchtigen kann, sind spezifische Ergänzungen sinnvoll, um die Darmgesundheit und den Nährstoffhaushalt zu unterstützen:

Probiotika: Hochwertige Probiotika helfen, die Darmflora zu regenerieren, die häufig durch Gluten bedingte Darmschäden gestört ist.

Präparate mit Laktobazillen und Bifidobakterien sind besonders emp-
fehlenswert.

L-Glutamin: Diese Aminosäure unterstützt die Darmgesundheit und
kann dazu beitragen, die Darmzellen zu stärken und zu reparieren, insbesondere bei Schäden durch Gluten.

Vitamin D, Eisen und B-Vitamine: Menschen mit Zöliakie leiden oft un-
ter Mängeln an Vitamin D, Eisen und B-Vitaminen (vornehmlich B12).
Ergänzungen helfen, diesen Nährstoffmangel auszugleichen und die
Energie zu erhöhen.

Zink: Zinkcitrat fördert die Heilung der Darmschleimhaut und unterstützt die Immunfunktion. Eine Zinkergänzung kann sinnvoll sein, um
die Regeneration des Darms zu fördern und Entzündungen zu reduzieren.

Erkenntnis für deine Reise zu mehr Balance

Unser Körper ist ein weiser Lehrer, und jede Unverträglichkeit oder Allergie kann uns dazu anregen, genauer hinzuschauen. Lactose-, Hista-
min- und Glutenunverträglichkeit zeigen, wie wichtig es ist, die Signale
des Körpers ernst zu nehmen. Ein Ernährungstagebuch kann dabei

helfen, Zusammenhänge zu erkennen und den richtigen Umgang mit Beschwerden zu finden.

Wenn wir die Sprache unseres Körpers verstehen und ihn respektieren, können wir nicht nur Unverträglichkeiten lindern, sondern aktiv unsere Gesundheit und Lebensqualität verbessern. Nutze die Natur und die Weisheit deines Körpers, um ein Leben in Balance zu finden.

Hinweis: Diese Nahrungsergänzungen sollten in Absprache mit einem Arzt oder Heilpraktiker eingenommen werden, insbesondere bei bestehenden Erkrankungen oder Allergien. Jegliche Form von Nahrungsergänzung sollte eigenmächtig nicht länger als 6 Wochen eingenommen werden!

Fruktoseintoleranz – Wenn Fruktose zur Belastung wird

Fruktoseintoleranz: Die bisher nicht benannte Fruktoseintoleranz fällt nicht direkt unter die bereits genannten Intoleranzen wie Laktoseintoleranz, Histaminintoleranz oder Glutenunverträglichkeit. Sie ist eine eigenständige Form von Unverträglichkeit, bei der der Körper Schwierigkeiten hat, Fruktose (Zucker aus Früchten) im Dünndarm richtig aufzunehmen. Dennoch gibt es einige Gemeinsamkeiten:

- Wie bei den anderen Intoleranzen reagiert der Körper auf einen Bestandteil der Nahrung, den er nicht richtig verwerten kann.
- Es treten typische Symptome wie Blähungen, Durchfall, Bauchschmerzen und Müdigkeit auf.

Auch hier spielt der Darm eine zentrale Rolle, da die Aufnahme und Verarbeitung von Fruktose im Dünndarm gestört ist.

Intoleranz-Kurztabelle: Stoffe und Lebensmittel im Check

Finde heraus, welche Stoffe unverträglich sein können und in welchen Lebensmitteln sie versteckt sind. Diese Übersicht hilft dir, bewusste Entscheidungen zu treffen.

Laktoseintoleranz:	Milchzucker (Laktose)	Milch, Joghurt, Käse
Histaminintoleranz:	Histamin	Wein, Käse, Wurst, Fisch
Glutenunverträglichkeit:	Gluten	Weizen, Roggen, Gerste, Müsli mix
Fruktoseintoleranz:	Fruktose	Obst, Gemüse, Honig, Fertigprodukte

Für umfassende Informationen zu Nahrungsmittelunverträglichkeiten wie Laktoseintoleranz, Fruktoseintoleranz und Glutenunverträglichkeit empfiehlt sich die Webseite der AOK:

www.aok.de/pk/magazin/ernaehrung/lebensmittel/nahrungsmittelunvertraeglichkeit-symptome-und-test

- **AOK – Nahrungsmittelunverträglichkeit: Symptome und Test**: Diese Seite bietet detaillierte Informationen zu verschiedenen Unverträglichkeiten, ihren Symptomen und Diagnosemöglichkeiten.

Der rote Faden: Die Sprache deines Körpers: Dein Weg zu einem gesunden, freien Leben

Der rote Faden, der uns zu einem gesunden, ausgeglichenen Leben führt, beginnt in uns selbst, in der Verbindung zu unserem Körper und seiner Weisheit. Jeder von uns hat eine einzigartige Geschichte und eine eigene Lebensreise, und in jedem Augenblick spricht unser Körper zu uns, zeigt uns Hinweise und erlaubt uns, diese Reise bewusst zu gestalten. Der rote Faden, den wir aufnehmen, ist unsere Entscheidung, diese Sprache zu verstehen, anzunehmen und darauf zu antworten.

Vertrauen und Zuhören: Der Anfang der Reise Der rote Faden beginnt mit Vertrauen.

Dein Körper ist nicht dein Gegner, sondern dein Verbündeter. Wenn er dir ein Symptom zeigt, ist es eine Einladung, näher hinzuschauen. Es geht nicht darum, das Symptom zu ignorieren oder zu bekämpfen, sondern zu verstehen, was dahinter liegt. Ob es eine Müdigkeit ist, die dich ruft, oder eine Empfindlichkeit gegenüber bestimmten Nahrungsmitteln, das Vertrauen in die Zeichen deines Körpers ist der erste Schritt. Dieser Faden leitet uns sicherer als jeder andere Kompass.

Dein Körper als Kompass: Orientierung finden

Es kann leicht sein, sich in der Welt der Diäten, Diagnosen und Gesundheitsratschläge zu verlieren, doch der rote Faden bleibt immer klar: Dein Körper kennt die Richtung. Indem du seine Signale beobachtest und auf ihn hörst, findest du eine Orientierung, die authentisch und kraftvoll ist. Stelle dir Fragen wie:

„Wie fühle ich mich nach diesem Essen?", „Was passiert in mir, wenn ich Ruhe oder Bewegung integriere?" Dein Körper wird dich durch deine Antworten führen.

Ein einfaches Beispiel: Beobachte deine Reaktion auf bestimmte Nahrungsmittel. Vielleicht spürst du nach dem Genuss von Milchprodukten eine Müdigkeit oder eine Schwere im Bauch. Anstatt dies zu ignorieren, nimm dir vor, bewusst darauf zu achten und zu erforschen, ob eine Veränderung deiner Ernährung einen Unterschied macht. Mit jedem Schritt in dieser Richtung wird der rote Faden klarer und fester.

Selbstfürsorge und Anpassung: Der Faden wird kräftiger und die Liebe zu dir selbst ist der nächste Abschnitt auf diesem Weg. Indem du dir selbst Raum gibst, dich versorgst und Schritt für Schritt erkennst, was dir wirklich guttut, stärkst du deinen roten Faden. Veränderungen müssen nicht radikal sein, oft wirken kleine, liebevolle Anpassungen am stärksten. Vielleicht stellst du fest, dass dir täglich ein Moment der Stille oder ein Ritual der Selbstfürsorge neue Energie bringt. Diese kleinen Gesten der Zuwendung stärken das Band, das dich mit deinem Wohlbefinden verbindet.

Langfristige Balance finden: Harmonie als Ziel

Auf diesem Weg führt uns der rote Faden immer tiefer zu einem Leben in Balance. Balance ist kein Endpunkt, sondern ein Prozess des Ausgleichs, der uns zu innerer Harmonie und Freiheit führt. Symptome werden weniger zum Hindernis und mehr zu hilfreichen Begleitern, die uns immer wieder zu unserer Mitte zurückführen.

Dieser rote Faden, der uns durch die Symbole, Zeichen und Botschaften unseres Körpers leitet, ist nicht nur eine Methode oder ein Plan, er ist unsere tiefste Verbindung zu uns selbst.

Und indem du diesen Faden bewusst aufnimmst, webst du eine neue Geschichte, in der Heilung und Wohlbefinden die tragenden Farben sind.

Anhang: Praktische Tipps & Rezepte für eine allergenfreundliche Ernährung

Um dein Wohlbefinden zu stärken und Allergene Belastungen zu reduzieren, bieten dir diese Tipps und Rezepte direkte Ansätze für eine allergenfreundliche Ernährung. Sie sind einfach umzusetzen und helfen dir, deinen Körper sanft zu unterstützen und gleichzeitig mögliche allergische Reaktionen zu mindern.

Ingwer-Tee zur Unterstützung des Immunsystems

Warum? Ingwer wirkt entzündungshemmend, stärkt das Immunsystem und hilft, den Körper von innen heraus zu wärmen und zu stabilisieren. Ideal für Menschen mit Histaminintoleranz und leichten Unverträglichkeiten.

Zutaten:

1-2 cm frische Ingwerwurzel, geschält und in dünne Scheiben geschnitten
500 ml Wasser

1 TL frischer Zitronensaft (optional bei Histaminintoleranz) 1 TL Honig oder Ahornsirup (optional)

Anleitung:

Wasser zum Kochen bringen und Ingwer hinzufügen. Ingwer 5-10 Minuten auf mittlerer Hitze köcheln lassen. Vom Herd nehmen, optional Zitronensaft und Honig hinzufügen. Den Tee langsam schluckweise trinken, besonders angenehm am Morgen.

Apfelessig-Wasser zur Förderung der Verdauung

Warum? Apfelessig wirkt basisch, unterstützt eine gesunde Verdauung und kann helfen, den Blutzuckerspiegel zu stabilisieren. Dies ist hilfreich bei Darmproblemen, die oft mit Allergien und Unverträglichkeiten einhergehen.

Zutaten:

1 TL naturbelassener Apfelessig 200 ml lauwarmes Wasser

Anleitung:

Apfelessig in das lauwarme Wasser geben und gut umrühren. Morgens eine halbe Stunde vor dem Frühstück trinken, um die Verdauung anzuregen und die Magensäureproduktion zu fördern.

Wichtiger Hinweis: Beginne vorsichtig mit der Menge, um zu sehen, wie dein Körper reagiert.

Basisches Gemüsebrühe-Rezept für mehr Mineralien

Warum? Basische Gemüsebrühe liefert viele wertvolle Mineralstoffe und wirkt regulierend auf den Säure-Basen-Haushalt. Sie stärkt den Körper und beruhigt Magen und Darm, ideal bei Unverträglichkeiten.

Zutaten:

2 Karotten
1/2 Sellerieknolle
1 kleine Zucchini
1 Handvoll frischer Spinat oder Mangold
1/2 Fenchelknolle
1 Stück Lauch
1 TL frische Petersilie und/oder Basilikum

Anleitung:

Das Gemüse gründlich waschen und in grobe Stücke schneiden. Mit ca. 1 Liter Wasser zum Kochen bringen, auf kleiner Hitze 30-40 Minuten köcheln lassen. Brühe abseihen und über den Tag verteilt trinken.

Variation: Verwende das Gemüse püriert als leicht verdauliche Suppe.

Haferschleim zum Beruhigen des Verdauungssystems.

Warum? Haferschleim wirkt entzündungshemmend und beruhigend auf den Darm, unterstützt die Schleimhäute und ist bei Glutenunverträglichkeit geeignet, wenn glutenfreie Haferflocken verwendet werden.

Zutaten:

2 EL glutenfreie Haferflocken
250 ml Wasser oder pflanzliche Milch (z. B. Reismilch, Mandelmilch)
1 Prise Zimt
1 TL Leinsamen (geschrotet, optional)

Anleitung:

Haferflocken und Wasser in einem kleinen Topf unter Rühren erhitzen. Den Haferflockenschleim ca. 10 Minuten leicht köcheln lassen, bis er eine cremige Konsistenz erreicht. Mit Zimt bestreuen und bei Bedarf Leinsamen hinzufügen.

Grüner Smoothie für basische Unterstützung und Detox

Warum: Grüne Smoothies versorgen den Körper mit wichtigen Nährstoffen und wirken gleichzeitig basisch und entgiftend. Perfekt, um die Darmflora zu unterstützen.

Zutaten:

1 Handvoll Spinat oder Grünkohl

1/2 Gurke 1 grüner Apfel

1 TL Zitronensaft (bei Histaminintoleranz weglassen)

200 ml Kokoswasser oder gefiltertes Wasser

Anleitung:

Alle Zutaten waschen, in kleine Stücke schneiden und in einen Mixer geben.

Gut mixen, bis der Smoothie eine cremige Konsistenz hat. Langsam trinken und die Nährstoffe bewusst aufnehmen.

Rezept für ein selbstgemachtes Magenbalsam-Öl

Warum: Ein Kräuteröl auf Basis von Fenchel- und Anissamen kann bei Blähungen und Magenproblemen beruhigend wirken. Ideal für Menschen, die unter Verdauungsproblemen leiden.

Zutaten:

1 TL Fenchelsamen

1 TL Anissamen

200 ml kaltgepresstes Oliven- oder Mandelöl

Anleitung:

Fenchel- und Anissamen in ein Glas geben und mit dem Öl bedecken. Verschließen und das Glas für 2 Wochen an einen warmen, sonnigen Platz stellen.

Danach die Samen abseihen und das Öl bei Bedarf auf Bauch und Magenbereich einmassieren.

Nährstoffpower ohne Allergieauslöser

Smoothie-Rezept-Idee (Gluten-, Laktose- und Histamin frei):

Zutaten:

- 1 kleine Birne (geschält)
- ½ Avocado
- 1 Handvoll Blattspinat
- 1 TL geschroteter Leinsamen
- 200 ml Kokoswasser

Zubereitung:

Alles im Mixer pürieren und sofort frisch genießen.

Energie-Smoothie (frei von Gluten, Laktose und Histamin)

Zutaten:

- 1 reife Banane
- 1 kleine Handvoll Blaubeeren (frisch oder tiefgekühlt)
- 1/2 Avocado
- 200 ml Kokoswasser oder stilles Wasser
- 1 EL geschälte Hanfsamen
- 1 TL Chiasamen (optional)

Zubereitung: Alle Zutaten in einen Mixer geben und cremig pürieren. Nach Belieben mit Kokoswasser verdünnen.

Tipp: Dieser Smoothie versorgt dich mit gesunden Fetten, Ballaststoffen und Vitaminen und ist perfekt für einen energiereichen Start in den Tag.

Diese naturheilkundlichen Tipps und Rezepte unterstützen deinen Körper sanft und helfen dir, eine individuell angepasste, allergen-freundliche Ernährung zu etablieren. Indem du diese einfachen Maßnahmen in deinen Alltag integrierst, kannst du deine Gesundheit und dein Wohlbefinden langfristig stärken.

Nachwort

Wenn du dich mit Unverträglichkeiten und Allergien auseinandersetzt, erkennst du vielleicht, dass jede Reaktion deines Körpers auf eine tiefere Bedeutung hinweist. Die Beschwerden, die dich auf dieser Reise begleiten, sind mehr als nur körperliche Signale; sie können auch Ausdruck seelischer Prozesse und innerer Blockaden sein. Die ganzheitliche Betrachtung von Krankheit, wie sie im Konzept „Krankheit als Weg", von den Autoren Thorwald Dethlefsen und Rüdiger Dahlke beschrieben wird, lädt uns ein, körperliche Dysbalancen als Botschaften zu deuten, die auf seelische und emotionale Ungleichgewichte hinweisen. Nahrungsmittelunverträglichkeiten können auf eine Ablehnung oder Abgrenzung hindeuten, die in deinem Leben möglicherweise fehlt.

Zum Beispiel:

Laktoseintoleranz könnte Schwierigkeiten aufzeigen, die Fürsorge und Nahrung anderer Menschen anzunehmen. Milch als Symbol für Mutterschaft und Geborgenheit erinnert uns an die emotionale Nahrung, die wir benötigen. Eine Unverträglichkeit kann daher ein Zeichen dafür sein, dass es dir schwerfällt, emotionale Fürsorge oder Nähe in dein Leben zu lassen.

Histaminintoleranz könnte auf innere Unruhe und eine geringe Toleranz gegenüber Stress hinweisen. Histamin Reaktionen treten oft verstärkt auf, wenn wir uns in stressigen Phasen oder emotionaler Anspannung befinden. Eine Histamin-Unverträglichkeit könnte dich einladen, genauer hinzuschauen, wo in deinem Leben Ruhe, Klarheit und emotionale Balance fehlen und wie du lernen kannst, dir selbst mehr Frieden und Gelassenheit zu schenken.

Fruktoseintoleranz könnte darauf hindeuten, dass du dich selbst blockierst, wenn es darum geht, dir etwas Gutes zu gönnen. Vielleicht fühlst du dich unwohl dabei, im Mittelpunkt zu stehen oder Zuneigung zu empfangen. Es könnte auch ein Ausdruck davon sein, dass du dir selbst Freude und Genuss verwehrst, weil du das Gefühl hast, es nicht verdient zu haben.

Glutenunverträglichkeit kann oft als Symbol für die Abgrenzung von ungesunden Verbindungen gedeutet werden. Gluten, als Bestandteil vieler Getreideprodukte, steht hier als Symbol für Verbindung und Halt. Wenn du es nicht verträgst, könnte dies darauf hinweisen, dass du dich von bestimmten Bindungen in deinem Leben lösen darfst, die dir nicht mehr guttun.

Abschließend möchte ich dir von Herzen mitgeben:

„Dein Körper ist dein engster Verbündeter, der Tempel in dem
deine Seele wohnt, höre ihm zu, vertraue auf seine Weisheit,
und findet die Kraft zur Heilung in dir selbst."

Dieses Büchlein ist ein Wegweiser, doch die Reise gehört dir. Nimm dir die Zeit, die Botschaften deines Körpers zu entschlüsseln, und betrachte jeden Schritt als eine liebevolle Rückkehr zu dir selbst. Du trägst die Fähigkeit zur Heilung in dir und nicht als Ziel, das du erreichen musst, sondern als eine Kraft, die in dir wohnt.

Ich wünsche dir auf diesem Weg Leichtigkeit, Vertrauen und die Gewissheit, dass jede bewusste Entscheidung dich näher zu einem Leben in Balance und Gesundheit bringt. Du bist es wert, dich selbst in deiner vollen Kraft zu erleben.

Mit herzlichen und stärkenden Gedanken,
in Verbundenheit zur Gesundheit, alles Liebe.
Deine
ZOHRA DOME

Setze dir kleine, aber bedeutende Ziele, um deine Heilungs-reise zu gestalten. Nutze die folgenden Abschnitte, um deine Gedanken, Fortschritte und Veränderungen festzuhalten.

_____

_____

_____

_____

_____

_____

_____

_____

_____

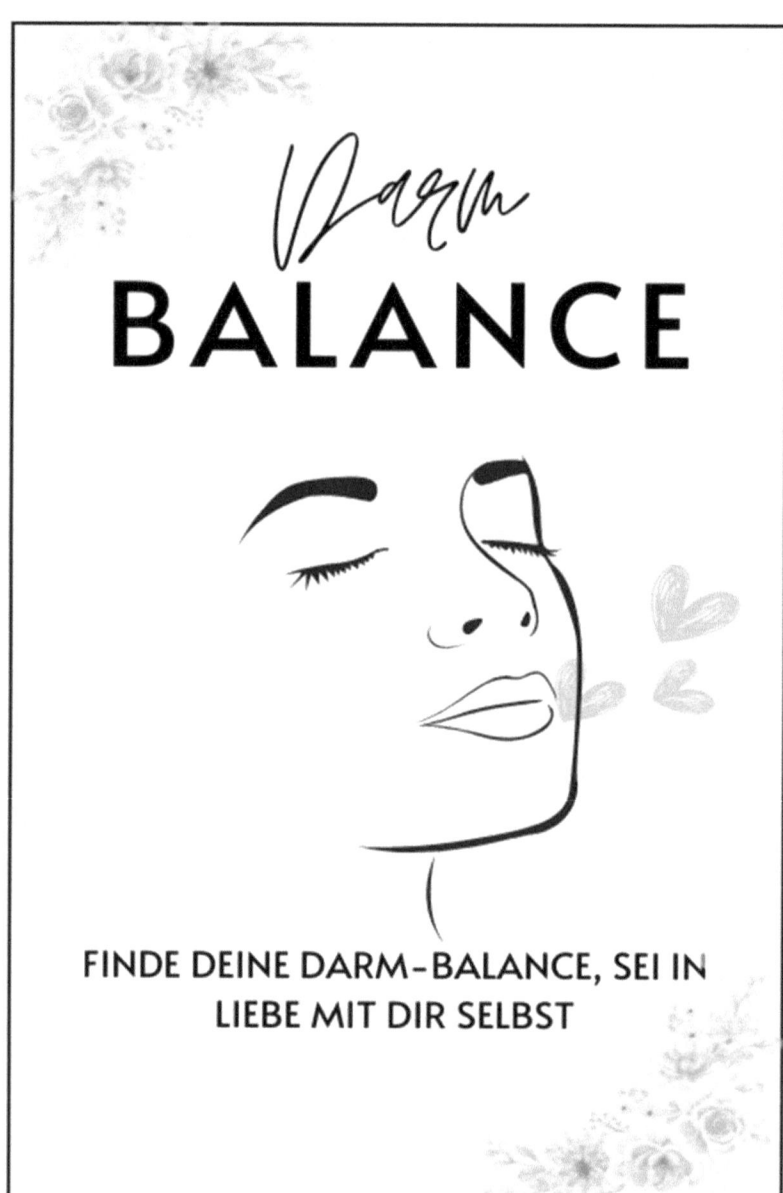

Darm
BALANCE

FINDE DEINE DARM-BALANCE, SEI IN
LIEBE MIT DIR SELBST

Diese Seite gehört dir!

Schreibe, reflektiere und entdecke, was dir auf deinem Weg zur Heilung wichtig ist. Dein Körper spricht, dies ist dein Raum, um zuzuhören und zu antworten.

Mein heutiges Datum:

Meine Gedanken oder Gefühle:

_____

_____

_____

_____

_____

_____

_____

_____

Ein kleiner Schritt, den ich heute gehe:

_____

_____

_____

_____

_____

Wofür ich heute dankbar bin:

_____

_____

_____

_____

_____

_____

_____

_____

_____

_____

_____

_____

_____

_____

_____

_____

„Jeder Moment des Zuhörens bringt dich näher zu dir selbst."

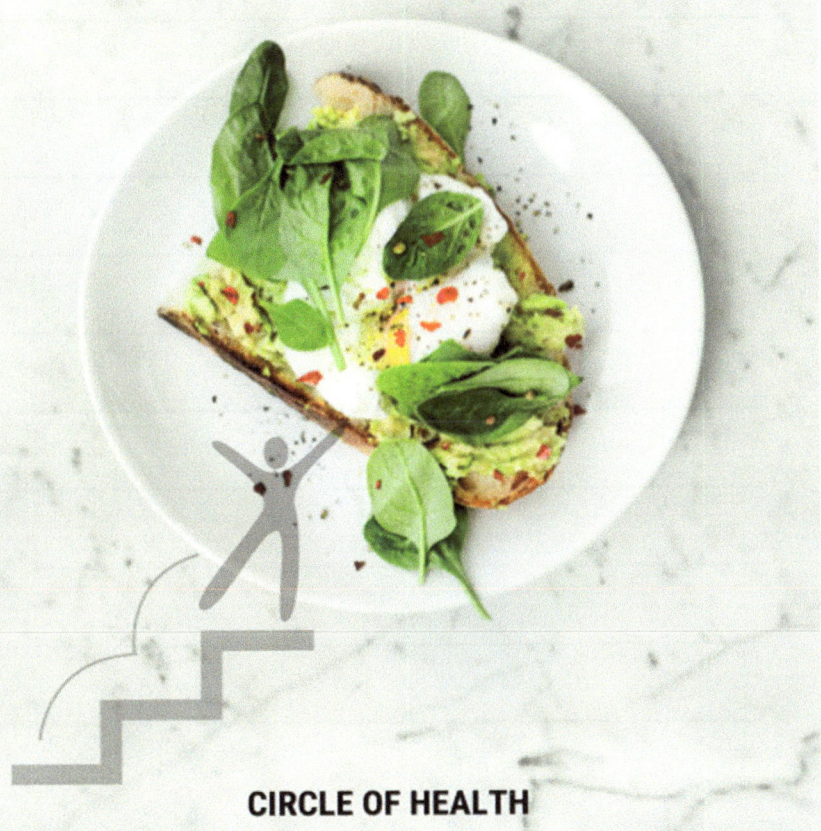

Healthy
LECKEREIEN
DEINE ZIELE

CIRCLE OF HEALTH

Meine Ziele für Gesundheit und Balance

Meine langfristigen Gesundheitsziele:

Schritte, die ich unternehmen möchte:

_____

_____

_____

_____

_____

_____

_____

_____

_____

_____

_____

_____

_____

Was mich inspiriert:

_____

_____

_____

_____

_____

_____

_____

_____

_____

_____

_____

_____

_____

_____

_____

_____

_____

_____

_____

_____

_____

_____

_____

_____

_____

„Jedes Ziel, das von Herzen kommt, ist bereits ein Schritt Richtung Heilung.

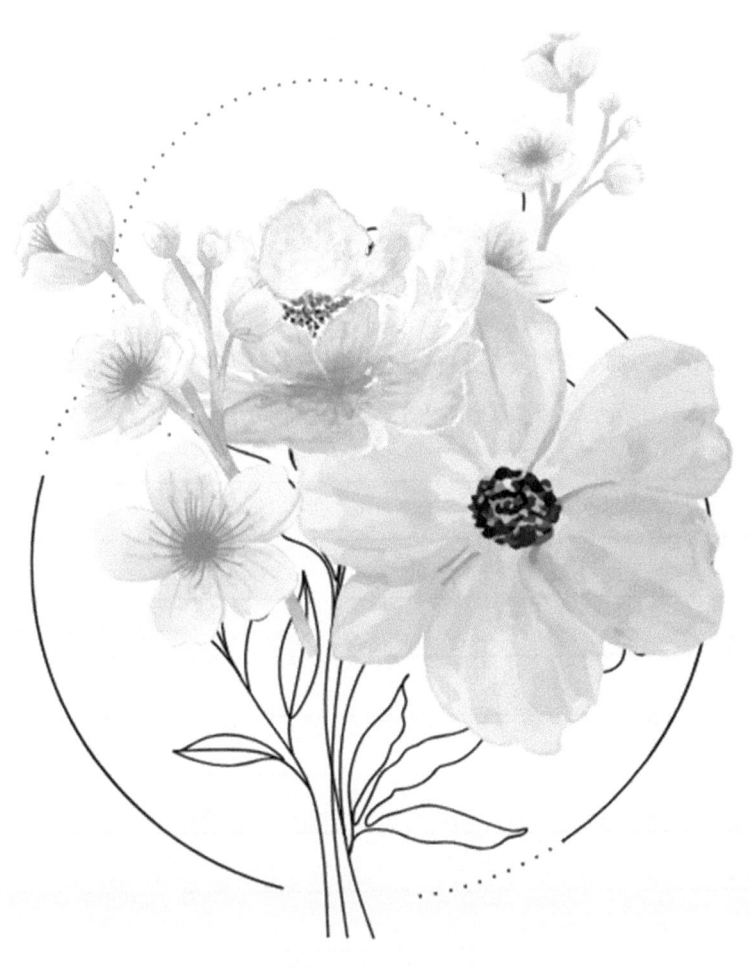

MY WAY

Circle of Health

Das bin ich und mein Weg zur Heilung

Dieser Abschnitt gehört dir allein. Schreib, zeichne oder gestalte frei. Erzähle deine Geschichte, deine Erfahrungen und das, was du dir wünschst. Hier beginnt deine Reise zu einem gesunden, freien Leben.

Meine Geschichte:

Herausforderungen, Erfolge oder Gedanken zu deiner Gesundheit aufzuschreiben

_____

_____

_____

_____

_____

_____

_____

_____

_____

Wichtige Meilensteine

Symptome, Diagnose erhalten, Erste Besserung erlebt.

_____

_____

_____

_____

_____

_____

_____

_____

_____

_____

Was ich mir wünsche:

Träume, Hoffnungen, Ziele

_____

_____

_____

_____

_____

_____

_____

_____

_____

_____

_____

_____

_____

_____

_____

_____

_____

_____

_____

„Jede Geschichte hat einen Anfang, aber du be-
stimmst den Verlauf."

CIRCLE OF HEALTH

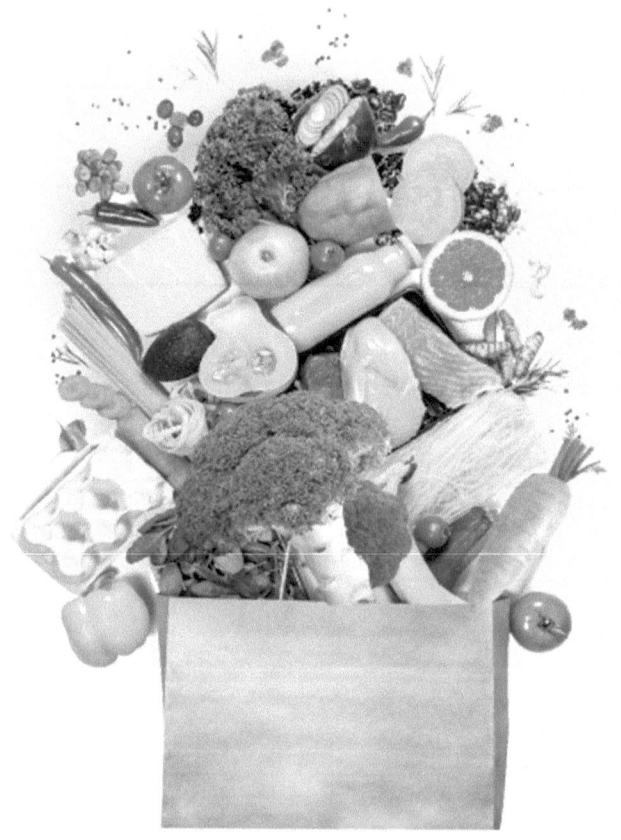

Mein verschlungener Weg
zur besseren Gesundheit!

Meine Erkenntnisse und Inspirationen!

Nutze diese Seite, um dir über deine Fortschritte klar zu werden. Notiere kleine Erfolge, neue Einsichten oder Zitate, die dich ermutigen. Jeder Schritt zählt auf dem Weg zu deinem Wohlbefinden.

Meine kleinen Erfolge:

✓ *„Ich habe heute bewusst auf meinen Körper gehört und gemerkt, was mir guttut."*

_____

✓ *„Ich habe ein neues Lebensmittel entdeckt, das mir Energie gibt.*

_____

✓ *„Ich konnte ein stressiges Ereignis mit Achtsamkeit bewältigen."*

_____

_____

_____

Ein großer Schritt

MEIN WEG ZUM ZIEL

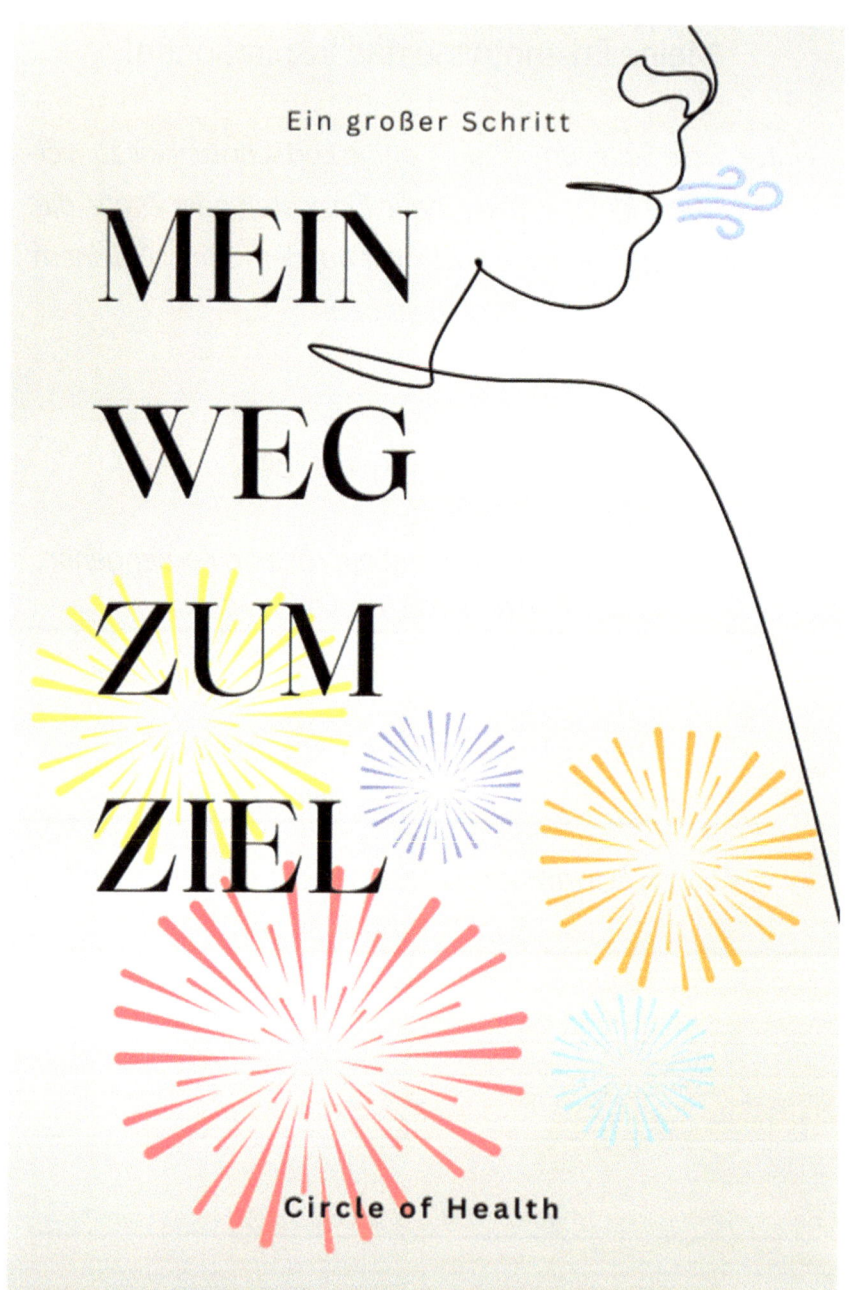

Circle of Health

Meine nächsten Schritte auf dem Weg zur Heilung

Erfolg entsteht durch kleine, umsetzbare Schritte. Nutze diese Seite, um deine nächsten Ziele zu planen und dir einen klaren Weg zu deinem Wohlbefinden zu gestalten.

Mein erster Schritt:

Freiraum für einen konkreten Plan.
Beispiel: „Ich starte heute mit einer Tasse Darm Tee, um meinen Körper zu unterstützen."

_____

_____

_____

_____

_____

_____

_____

_____

_____

_____

Das möchte ich ausprobieren:

z. B. eine Ernährungsumstellung, Atemübungen oder ein neues Heilverfahren.

_____

_____

_____

_____

_____

_____

_____

_____

_____

_____

Ein Ziel, das ich erreichen möchte

(z.B. "Mehr Energie durch bewusste Ernährung in den nächsten vier Wochen.")

_____

_____

_____

_____

_____

_____

_____

_____

_____

_____

_____

_____

_____

_____

_____

_____

_____

_____

_____

_____

„Jede kleine Veränderung, die du heute machst, bringt dich näher zu deinem gesünderen Selbst."

CIRCLE OF HEALTH

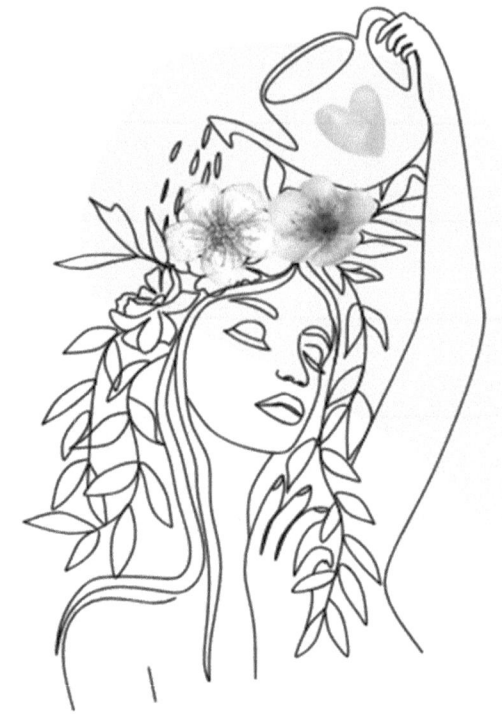

Was tut mir
gut

Beobachte und verstehe deinen Körper

Jeder Tag bringt dir neue Erkenntnisse über deinen Körper. Nutze diesen Raum, um deine Erfahrungen festzuhalten und zu reflektieren, wie deine Bemühungen wirken.

Wie fühle ich mich heute?

(z. B. „Ich habe heute weniger Darmbeschwerden und fühle mich entspannt.")

_____

_____

_____

_____

_____

_____

_____

_____

_____

_____

Welche Maßnahmen habe ich ergriffen?

(Welche Tees, Nahrungsergänzungsmittel oder Übungen wurden von mir genutzt?)

_____

_____

_____

_____

_____

_____

Was hat mir besonders gutgetan?

(Welche positive Erkenntnisse und erfolgreiche Methoden?)

_____

_____

_____

_____

_____

_____

Was möchte ich verändern oder ausprobieren?

(Vorschau auf die nächsten Schritte?)

_____

_____

_____

_____

_____

_____

_____

_____

_____

_____

_____

„Dein Körper spricht – jedes Signal ist ein Schritt auf deinem Weg zur Heilung

Haftungsausschluss

Die Informationen, Empfehlungen und Inhalte, die in diesem Text bereitgestellt werden, dienen ausschließlich zu Informations-zwecken. Die Autorin übernimmt keine Gewähr für die Richtigkeit, Vollständigkeit oder Aktualität der bereit-gestellten Informationen. Jegliche Handlungen, die auf Grundlage dieser Informationen unternommen werden, erfolgen auf eigene Verantwortung. Die in diesem Text enthaltenen Empfehlungen und Ratschläge stellen keine medizinische, rechtliche oder professionelle Beratung dar. Es wird dringend empfohlen, qualifizierte Fachleute oder Experten für spezifische Anliegen zu konsultieren. Die Autorin übernimmt keine Haftung für Schäden oder Verluste, die durch die Anwendung der in diesem Text bereitgestellten Informationen entstehen.

Es wird darauf hingewiesen, dass dieser Text keine rechtliche, medizinische oder professionelle Beratung darstellt. Leser sollten eigenverantwortlich handeln und bei Bedarf fachkundigen Rat bei ihrem Arzt oder Heilpraktiker einholen. Die Autorin behält sich das Recht vor, den Text ohne Vorankündigung zu ändern oder zu aktualisieren.

Quellenangaben (ohne Datum):

1. AOK. (n.d.). Nahrungsmittelunverträglichkeit: Symptome und Test. Abgerufen am [ohne Datum], von https://www.aok.de/pk/magazin/ernaehrung/lebensmittel/nahrungsmittelunvertraeglichkeit-symptome-und-test

2. Dahlke, Rüdiger. *Krankheit als Weg: Die spirituelle Bedeutung von Krankheit und die Möglichkeit der Heilung*. 5. Auflage, 2016

3. Soluintest Darmreinigungs- Kur „Die Informationen stammen aus allgemeinen Apotheken, der Firma Bell-Meda GmbH und der Website www.soluintest.de. Bitte beachte, dass die Angaben zur Produktverwendung und deren Wirkungsweise allgemeiner Natur sind und nicht den individuellen Rat eines Arztes oder Apothekers ersetzen."aur MensSana

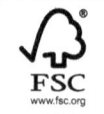

FSC
www.fsc.org

MIX

Papier aus ver-
antwortungsvollen
Quellen

Paper from
responsible sources

FSC® C105338